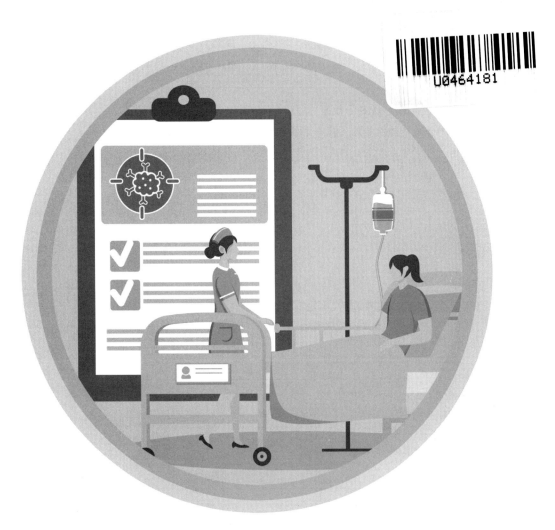

主　编◎郭　涛

副主编◎王　佳　刘　倩　叶　璇

编　委◎彭　景　陈佳榆　殷瑞钦　董　杨　邓佳琪

妇科恶性肿瘤
护理案例集

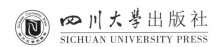

四川大学出版社

SICHUAN UNIVERSITY PRESS

图书在版编目（CIP）数据

妇科恶性肿瘤护理案例集 / 郭涛主编． -- 成都：
四川大学出版社，2025．6． --（专业护理系列丛书）．
ISBN 978-7-5690-7806-0

Ⅰ．R473.73

中国国家版本馆 CIP 数据核字第 2025G16J60 号

书　　　名：妇科恶性肿瘤护理案例集
　　　　　　Fuke Exing Zhongliu Huli Anliji
主　　　编：郭　涛
丛 书 名：专业护理系列丛书

选题策划：周　艳　倪德君
责任编辑：倪德君
责任校对：张　澄
装帧设计：裴菊红
责任印制：李金兰

出版发行：四川大学出版社有限责任公司
　　　　　地址：成都市一环路南一段 24 号（610065）
　　　　　电话：（028）85408311（发行部）、85400276（总编室）
　　　　　电子邮箱：scupress@vip.163.com
　　　　　网址：https://press.scu.edu.cn
印前制作：四川胜翔数码印务设计有限公司
印刷装订：成都市川侨印务有限公司

成品尺寸：185 mm×260 mm
印　　张：10.5
字　　数：242 千字

版　　次：2025 年 7 月 第 1 版
印　　次：2025 年 7 月 第 1 次印刷
定　　价：72.00 元

本社图书如有印装质量问题，请联系发行部调换

扫码获取数字资源

四川大学出版社
微信公众号

前　　言

　　妇科恶性肿瘤是威胁女性生命健康的重大疾病，其诊疗与护理的复杂性在合并基础疾病、高龄或特殊生理状态的患者中尤为突出。随着肿瘤治疗技术的革新和精准医学的发展，护理实践正面临着从"症状管理"向"全周期个体化照护"转型。本书的编撰，旨在为临床护理人员提供兼具科学性与实践性的专业指导，助力提升妇科恶性肿瘤患者的护理质量。

　　本书聚焦卵巢癌、宫颈癌、子宫内膜癌、外阴癌、妊娠滋养细胞肿瘤五大妇科常见恶性肿瘤，通过"疾病概述－典型病例－合并症管理"三维立体系统展开论述。

　　·疾病概述：系统阐述各病种的流行病学特征、病理分型及治疗进展，帮助建立理论框架。

　　·典型病例：收录大量病例，展现真实临床情境，涵盖治疗不良反应预警、心理支持策略及终末期安宁疗护等关键场景。

　　·合并症管理：深度解析糖尿病、心血管疾病、下肢静脉血栓形成等常见合并症的护理要点，提炼多学科协作经验。

　　本书的特色在于：

　　1. 真实病例驱动：所有案例均来自四川大学华西第二医院妇科近年临床数据，详细呈现合并症患者的护理决策树。

　　2. 循证护理指引：依据美国国立综合癌症网络（NCCN）指南、国际妇产科联合会（FIGO）分期等国际标准，结合临床实践制定护理路径。

　　3. 多学科协作模式优化：护理人员作为多学科协作团队核心成员，如何高效沟通、整合诊疗信息，都能从本书中得到启发。

　　特别感谢参与病例提供的患者及其家属，他们的勇气与信任让医学人文得以具象化。期待本书能成为护理同仁应对复杂临床挑战的"战术手册"。

　　由于医学进展迅速，书中不足之处恳请指正，让我们共同推动妇科肿瘤护理专业的精进。

目　　录

第一章　女性生殖系统解剖与生理概述…………………………………………（ 1 ）

　　第一节　女性生殖系统解剖…………………………………………………（ 3 ）

　　第二节　女性生殖系统生理…………………………………………………（ 11 ）

第二章　卵巢癌…………………………………………………………………（ 21 ）

　　第一节　疾病概述……………………………………………………………（ 23 ）

　　第二节　典型病例……………………………………………………………（ 31 ）

第三章　宫颈癌…………………………………………………………………（ 39 ）

　　第一节　疾病概述……………………………………………………………（ 41 ）

　　第二节　典型病例……………………………………………………………（ 51 ）

第四章　子宫内膜癌……………………………………………………………（ 59 ）

　　第一节　疾病概述……………………………………………………………（ 61 ）

　　第二节　典型病例……………………………………………………………（ 67 ）

第五章　外阴癌…………………………………………………………………（ 73 ）

　　第一节　疾病概述……………………………………………………………（ 75 ）

　　第二节　典型病例……………………………………………………………（ 82 ）

第六章　子宫肉瘤………………………………………………………………（ 95 ）

　　第一节　疾病概述……………………………………………………………（ 97 ）

　　第二节　典型病例……………………………………………………………（105）

第七章　葡萄胎…………………………………………………………………（117）

　　第一节　疾病概述……………………………………………………………（119）

　　第二节　典型病例……………………………………………………………（122）

第八章　妊娠滋养细胞肿瘤……………………………………………………（125）

　　第一节　疾病概述……………………………………………………………（127）

　　第二节　典型病例……………………………………………………………（131）

第九章　输卵管癌……………………………………………………（137）

　　第一节　疾病概述……………………………………………（139）

　　第二节　典型病例……………………………………………（148）

参考文献………………………………………………………………（157）

第一章 女性生殖系统解剖与生理概述

第一节 女性生殖系统解剖

一、外生殖器

女性生殖器官的外露部分称为外生殖器，主要起到保护阴道、润滑局部组织、产生性兴奋的作用。女性外生殖器主要包括阴阜、大阴唇、小阴唇、阴蒂、阴道前庭等（图1-1）。

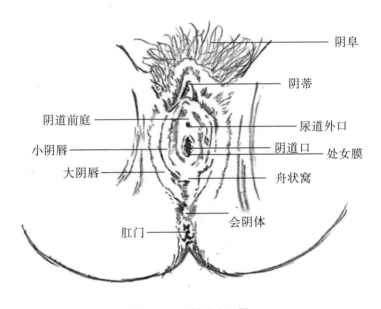

图1-1 女性外生殖器

（一）阴阜

1. 位置：阴阜位于耻骨联合前方，是耻骨联合前方的皮肤隆起。

2. 特点：皮下有丰富的脂肪组织，青春期开始生长呈倒三角形分布的阴毛，阴毛的疏密、粗细和色泽因种族和个人而异，无阴毛一般不能视为病态表现。

（二）大阴唇

1. 位置：大阴唇是两股内侧的一对纵行皮肤皱襞，前接阴阜，后达会阴。

3

2. 特点：富含脂肪、血管等，外侧面为皮肤，有阴毛，内含皮脂腺和汗腺；内侧面湿润似黏膜。皮下为疏松结缔组织和脂肪组织，含丰富血管、淋巴管和神经，外伤后易形成血肿。通常未生育的女性两侧大阴唇自然合拢，经产妇两侧大阴唇常分开，绝经后则呈萎缩状。

（三）小阴唇

1. 位置：小阴唇位于大阴唇内侧，为一对较薄的皮肤皱襞。
2. 特点：颜色为褐色，无毛，富含神经末梢，极为敏感。两侧小阴唇常合拢覆盖阴道前庭，后端彼此汇合形成阴道系带。前端融合并分为前后两叶，前叶形成阴蒂包皮，后叶形成阴蒂系带。当小阴唇红肿、疼痛时，可能因为炎症导致；若有结节、溃烂，则应考虑癌变的可能。

（四）阴蒂

1. 位置：阴蒂位于小阴唇的前端，部分被阴蒂包皮围绕。
2. 结构：阴蒂由海绵体构成，能勃起，表面富有神经末梢，极为敏感。阴蒂头富含神经末梢，为性反应器官。
3. 功能：当进行性生活时可肿胀、勃起，增加快感。

（五）阴道前庭

阴道前庭为两侧小阴唇之间的菱形裂隙，前部有尿道外口，后端有阴道口。
1. 前庭球：又称球海绵体，位于前庭两侧，由勃起组织构成。
2. 前庭大腺：又称巴多林腺或巴氏腺，位于大阴唇后部，被球海绵体肌覆盖，黄豆大，左右各一。腺管细长（1～2mm），向内侧开口于阴道前庭后方小阴唇与处女膜之间的沟内。性兴奋时，前庭大腺可分泌黏液起润滑作用。正常情况下不能触及此腺，若腺管口闭塞，可形成前庭大腺囊肿或前庭大腺脓肿。
3. 尿道外口：位于阴蒂头后下方，其后壁上有一对尿道旁腺，开口小，易有细菌潜伏。
4. 阴道口及处女膜：阴道口位于尿道外口后方的前庭后部。其周缘覆有一层较薄黏膜皱襞，称处女膜。处女膜孔可因性交或剧烈运动而破裂，并受分娩影响，产后仅留处女膜痕。

女性外生殖器系统解剖结构复杂而精细，各部分之间相互关联、相互依存，共同构成了女性生殖系统的完整结构。了解这些结构有助于更好地认识女性生殖系统的功能和特点，从而在日常生活中更好地保护和维护女性健康。

二、内生殖器

女性内生殖器位于真骨盆内，包含阴道、子宫、输卵管和卵巢等，后二者合称为子宫附件（图1-2）。

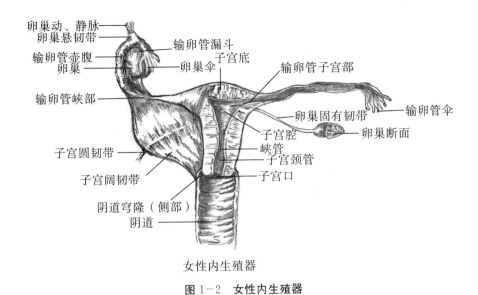

卵巢动、静脉
卵巢悬韧带
输卵管壶腹
卵巢
输卵管峡部
输卵管漏斗
卵巢伞
子宫底
输卵管子宫部
卵巢固有韧带
输卵管伞
卵巢断面
子宫腔
峡管
子宫颈管
子宫口
子宫圆韧带
子宫阔韧带
阴道穹隆（侧部）
阴道

女性内生殖器

图 1-2 女性内生殖器

（一）阴道

阴道是性交器官，也是经血排出及胎儿娩出的通道。

1. 位置和形态：阴道前后扁平，富有扩张性，为上宽下窄的管道。阴道后壁长10～12cm，前壁长7～9cm，与直肠贴近。上端包裹宫颈阴道部，下端开口于阴道前庭后部。二者间形成的环形凹陷称阴道穹隆。阴道穹隆可分为前部、后部和2个侧部，一共4个部位。其中，以阴道穹隆后部最深并与直肠子宫陷凹紧密相邻，又称阴道后穹隆，临床上常将此处用于穿刺或者引流。

2. 组织结构：阴道壁自内向外由黏膜、肌层和纤维组织膜构成。阴道处黏膜上皮为复层鳞状上皮，无腺体，上端1/3处随性激素的波动发生周期性变化。阴道壁有很多褶皱及弹力纤维，伸展性较好，日常情况下阴道壁处于前后贴合状态，自然分娩时褶皱展平利于胎儿通过。绝经后的女性及幼女由于阴道黏膜上皮很薄，因此容易受伤，且由于阴道壁静脉丛较为丰富，受伤后易发生阴道流血或者水肿。

（二）子宫

子宫是孕育胚胎及胎儿、产生月经的器官。子宫整体呈倒置的梨形，前后略扁，重50～70g，厚2～3cm，长7～8cm，容量约5mL。子宫可分为子宫体和宫颈两部分：子宫体较宽，为子宫上面部分，顶部称为宫底，宫底两侧称为子宫角，与输卵管相连；子宫颈，又称宫颈，位于子宫的下面部分，是子宫最窄的部分，呈圆柱状。子宫体与宫颈的比例，育龄女性为2∶1，绝经后女性为1∶1，儿童为1∶2。子宫体与宫颈之间会形成子宫峡部。

1. 子宫体。子宫体分为3层，分别是内膜层、肌层和浆膜层。

1）子宫内膜层：子宫内膜层又分为3层，分别为致密层、海绵层和基底层。子宫内膜层表面2/3为致密层和海绵层，统称为功能层，会受卵巢性激素影响而发生周期性脱落。基底层为靠近子宫肌层的 1/3 内膜层，不受卵巢性激素影响，不发生周期变化。

2）子宫肌层：子宫肌层较厚，非孕时厚约 0.8cm，由大量平滑肌束和少量弹力纤维组成，分为内层（肌纤维环形排列）、中层（肌纤维交叉排列）、外层（肌纤维纵行排列）3 层。子宫收缩时压迫血管能有效控制子宫出血。

3）子宫浆膜层：是覆盖宫底部及其前后面的脏腹膜，向前延伸至膀胱，形成膀胱子宫陷凹；向后沿子宫壁向下、向后形成直肠子宫陷凹，也称道格拉斯陷凹（Douglas pouch）。

2. 子宫峡部。子宫体与宫颈之间会形成一个最狭窄的部分，称为子宫峡部。非孕期子宫峡部仅约 1cm 长，妊娠期子宫峡部逐渐伸展变长，妊娠末期可达 7～10cm，形成子宫下段，成为软产道的一部分。子宫峡部上端因解剖上狭窄，称为解剖学内口；下端因此处子宫内膜转变为宫颈黏膜，称为组织学内口。

3. 宫颈。宫颈位于子宫下部，近似圆锥体，上端与子宫体相连，称为宫颈管；下端深入阴道，称为宫颈外口，通向阴道。宫颈以阴道为界，分为上下两部。未经阴道分娩的女性，宫颈外口呈圆形；经产妇受阴道分娩影响，宫颈形成横裂，被分为前唇和后唇。

宫颈管黏膜为单层高柱状上皮，腺体分泌黏液，易形成黏液栓堵塞宫颈管。宫颈阴道部由复层鳞状上皮覆盖，宫颈外口柱状上皮与鳞状上皮交接处是宫颈癌的好发部位。

（三）子宫韧带

子宫韧带共有四对，用于维持子宫的位置。

1. 阔韧带：由子宫两侧延伸至骨盆壁，将骨盆分为前后两部分，用于维持子宫处于盆腔正中央的位置。

2. 圆韧带：因呈圆索状而得名，用于维持子宫前倾位置。

3. 主韧带：又称宫颈横韧带，用于固定宫颈位置，防止子宫脱垂。

4. 宫骶韧带：短厚有力，向后、向上牵引宫颈，用于维持子宫前倾位置。

（四）输卵管

输卵管为细而长的弯曲管道，是精子与卵子结合的地方，也是运送受精卵的通道，全长 8～14cm。输卵管内侧与子宫角相连，外侧壶腹部游离呈伞状，与卵巢相近，由内向外可分为 4 部分。

1. 间质部：通入子宫壁内部，长约 1cm。

2. 峡部：在间质部外侧，细直，管腔较窄，长 2～3cm。

3. 壶腹部：正常受精发生的部位，在峡部外侧，壁薄，管腔宽大，长 5～8cm。

4. 伞部：在输卵管最外侧端，长 1.0～1.5cm，管口处有许多指状突起，有拾卵作用。

输卵管壁一共分为 3 层：外层为浆膜层，是腹膜的一部分；中层为平滑肌层，有肌肉收缩作用，可以协助拾卵、运送受精卵；内层为黏膜层，由单层高柱状上皮形成。其中，纤毛细胞的纤毛摆动，能协助运送受精卵。输卵管肌肉收缩作用和黏膜、纤毛的摆动，均受雌孕激素的影响，发生周期性变化。

（五）卵巢

卵巢是产卵、排卵，并分泌甾体激素的性器官。

1. 位置和形态：卵巢为一对扁椭圆形的性腺，位于输卵管后下方，其大小随年龄变化也不相同，育龄女性卵巢大小约 4cm×3cm×1cm，重 5～6g，呈灰白色，绝经后卵巢会萎缩、变小、变硬。

2. 组织结构：卵巢表面无腹膜，由单层立方上皮覆盖。上皮的深处有一层致密纤维组织，称为卵巢白膜，再往内为卵巢实质。卵巢实质分为皮质和髓质，皮质在外层，髓质在内层。皮质是卵巢的主体，其中有大小不等的各级发育卵泡、黄体及其退化形成的残余结构、间质组织。髓质位于卵巢的中心，无卵泡，有疏松的结缔组织及非常丰富的血管、神经、淋巴管，以及少量的平滑肌纤维。

三、血管、淋巴及神经

（一）血管

女性的内、外生殖器官的血液供应，主要来自子宫动脉、卵巢动脉、阴道动脉及阴部内动脉。各个部位的静脉均与同名动脉伴行，但在数量上静脉比动脉多，并且在相应器官及其周围形成静脉丛，且相互吻合，因此盆腔感染易于蔓延。

（二）淋巴

女性的生殖器官具有丰富的淋巴管及淋巴结，均伴随相应的血管走行。淋巴液首先汇合进入髂动脉的各个淋巴结，然后注入腹主动脉周围的腰淋巴结，最后汇入位于第二腰椎前方的乳糜池。当女性内、外生殖器发生感染或肿瘤时，通常会沿着各部回流的淋巴管扩散或转移，从而导致相应部位的淋巴结肿大。

（三）神经

支配女性内生殖器的主要神经是交感神经和副交感神经，交感神经纤维从腹主动脉前神经丛分出，下行进入盆腔分为卵巢神经丛及骶前神经丛：①卵巢神经丛，分布于卵巢和输卵管；②骶前神经丛，绝大部分在宫颈旁形成骨盆神经丛，分布于宫体、宫颈、膀胱上部等。骨盆神经丛中具有来自第Ⅱ、Ⅲ、Ⅳ骶神经的副交感神经纤维及其向心传导的感觉神经纤维。

交感神经可促进肾小管的重吸收，使括约肌收缩及逼尿肌舒张，可使妊娠子宫舒张。副交感神经可使逼尿肌收缩和括约肌舒张。

支配女性外生殖器的神经主要是阴部神经，属于躯体神经（包括运动神经和感觉神经），由第Ⅱ、Ⅲ、Ⅳ骶神经的分支组成，与阴部内动脉途径相同，在坐骨结节内侧下方分为 3 支：①会阴神经，分布于会阴诸肌和大阴唇的皮肤；②阴蒂背神经，分布于阴蒂海绵体及皮肤；③肛门神经（又称痔下神经），分布于肛门外括约肌、肛管下部及肛门周围皮肤。

子宫平滑肌具有自主节律活动，完全切除其神经后仍能节律性收缩，能完成分娩活动。临床上可见低位截瘫的孕妇能顺利自然分娩。

四、骨盆

女性骨盆是支持躯干和保护盆腔脏器的重要器官，也是胎儿娩出的通道，其大小、形状对分娩有直接影响。

（一）组成

骨盆由左右2块髋骨、1块骶骨和1块尾骨组成（图1-3）。每块髋骨又由髂骨、坐骨和耻骨融合而成。坐骨后缘中点的突起称为坐骨棘，位于真骨盆中部，是分娩过程中衡量胎先露下降程度的重要标志，肛门指诊和阴道内诊可触及。耻骨两降支前部相连构成耻骨弓，所形成的角度正常为90°~100°。骶骨由5~6块骶椎融合而成，形似三角形，其上缘向前突出，称为骶岬。骶岬是妇科腹腔镜手术的重要标志之一，也是产科骨盆内测量对角径的指示点。

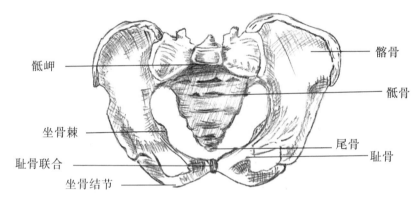

图1-3　女性正常骨盆（前上观）

骨盆的骨与骨之间有耻骨联合、骶髂关节及骶尾关节。这些关节和耻骨联合周围均有韧带附着，其中骶骨、尾骨与坐骨结节之间的骶结节韧带，以及骶骨、尾骨与坐骨棘之间的骶棘韧带较为重要。妊娠期受性激素的影响，韧带松弛，各关节的活动度略有增加，有利于分娩。

（二）分界

以耻骨联合上缘、髂耻缘、骶岬上缘的连线为界，将骨盆分为假骨盆和真骨盆两部分。分界线以上部分为假骨盆，又称大骨盆；分界线以下部分为真骨盆，又称小骨盆。假骨盆与产道无直接关系。真骨盆是胎儿娩出的骨产道，可分为骨盆入口、骨盆腔及骨盆出口3部分。骨盆腔前壁为耻骨联合和耻骨支，两侧壁为坐骨、坐骨棘与骶棘韧带，后壁为骶骨和尾骨。

（三）类型

临床上通常按 Callwell 与 Moloy 分类法将骨盆分为 4 种类型：①女型；②扁平型；③类人猿型；④男型。女型骨盆入口呈横椭圆形，入口横径较前后径稍长，耻骨弓较宽，坐骨棘间径≥10cm，有利于胎儿的娩出，在我国女性中占 52%～58.9%。

五、骨盆底

骨盆底由多层肌肉和筋膜组成，封闭骨盆出口，承载和支持盆腔脏器，使其保持正常的位置。骨盆底的前方为耻骨联合和耻骨弓，后方为尾骨尖，两侧为耻骨降支、坐骨升支及坐骨结节。骨盆底由外向内分为 3 层。

（一）外层

外层位于外生殖器、会阴皮肤及皮下组织的下面，由会阴浅筋膜及其深部的 3 对肌肉（球海绵体肌、坐骨海绵体肌及会阴浅横肌）和肛门外括约肌组成。此层肌肉的肌腱汇合于阴道外口与肛门之间，形成中心腱。

（二）中层

中层为尿生殖膈。由上、下两层坚韧的筋膜及其间的一对会阴深横肌（自坐骨结节的内侧面伸展至中心腱处）和尿道括约肌组成。

（三）内层

内层为盆膈，是骨盆底的最内层，由肛提肌及其筋膜组成，自前向后依次有尿道、阴道及直肠穿过。每侧肛提肌由耻尾肌、髂尾肌和坐尾肌组成。肛提肌对盆腔内脏器具有重要支持作用，其中一部分纤维在阴道及直肠周围交织，能够加强阴道括约肌与肛门的作用。

六、邻近器官

女性的生殖器官与盆腔各邻近器官不仅仅是位置相邻，而且血管、神经、淋巴系统也相互有着密切的联系，在妇科疾病的发生、诊断及其治疗等方面互相影响。当女性生殖器官发生病变时，如遇创伤、感染、肿瘤等，容易累及邻近器官；反之亦然。

（一）尿道

尿道位于阴道前、耻骨联合后，从膀胱三角形尖端部位开始，穿过尿生殖膈，止于阴道前庭的尿道外口。女性的尿道长 4～5cm，短而直，开口于阴道前庭、阴蒂下方，因接近阴道而容易发生泌尿系统感染。

（二）膀胱

膀胱位于子宫与耻骨联合之间，是一个空腔器官。膀胱壁由浆膜层、肌层及黏膜层构成，膀胱后壁与宫颈及阴道前壁相邻。由于覆盖膀胱顶的腹膜与子宫体浆膜层相连，故充盈的膀胱可越过耻骨联合凸向腹腔，从而影响子宫的位置。在手术过程中，膀胱易遭误伤，并可能妨碍盆腔检查，因此妇科手术及检查前必须排空膀胱。

（三）输尿管

输尿管是一对位于肾盂与膀胱之间的肌性圆索状长管，长约30cm，最细部分的直径仅3~4mm，最粗的可达7~8mm。输尿管在腹膜后，从肾盂开始，沿腰大肌前面偏中线侧向下，在骶髂关节处经过髂外动脉起点的前方进入骨盆腔，继续向下经过阔韧带底部，向前、向内方行，于宫颈旁约2cm处在子宫动脉下方穿过，然后再经过阴道侧穹隆与子宫动脉交叉后绕向前方进入膀胱。因此，在妇科手术中施行附件切除或结扎子宫动脉时，应避免损伤输尿管。

（四）直肠

直肠前为子宫、阴道，后为骶骨，上接乙状结肠，下接肛管，全长15~20cm，其下2/3与阴道后壁紧贴。直肠上部有腹膜覆盖，中部腹膜转向前方，覆盖在子宫后面，形成直肠子宫陷凹，因此直肠下部无腹膜。肛管长2~3cm，在其周围有肛门内、外括约肌及肛提肌。肛门外括约肌是骨盆底浅层肌肉的一部分。在妇科手术及会阴切开缝合时均应注意避免损伤肛管、直肠。

（五）阑尾

阑尾上端连接盲肠，通常位于右侧髂窝内，长7~9cm。有的阑尾下端可到达右侧输卵管及卵巢部位，因此，女性患阑尾炎时可能累及输卵管和卵巢。妊娠时期，阑尾的位置可随着妊娠月份增加而逐渐向外上方向移位。

第二节　女性生殖系统生理

一、女性各阶段的生理特点

(一) 儿童期 (出生至青春期前)

女性儿童期的生理特点见表 1-1。

表 1-1　女性儿童期的生理特点

分期	生理特点
新生儿期	由于在母体内受激素的影响，子宫、卵巢和乳房可能有一定的发育迹象，但这些都会在出生后不久逐渐消退。新生儿的外阴可能有一些分泌物，这是正常的生理现象
婴儿期	生长和发育主要集中在身高和体重的增加上，生殖器官和乳房等性器官逐渐发育，但尚未达到成熟状态
幼儿期	生殖器官和乳房等性器官开始逐渐发育。乳房开始有乳核出现，阴毛和腋毛也开始生长，但这些都是非常微小的变化
学龄前期	身体发育开始加速，身高和体重增长速度加快。乳房的发育也变得更加明显，开始出现乳晕和乳头颜色变深
学龄期	随着卵巢功能的逐渐成熟，生殖器官和乳房等性器官的发育进一步加速，为青春期的到来做好准备

(二) 青春期 (10~19 岁)

女性青春期的生理特点见表 1-2。

表 1-2　女性青春期的生理特点

年龄		生理特点
10~12 岁	乳房发育	乳房开始迅速增大，乳核变大，乳晕和乳头颜色变深。乳房的发育是青春期最早出现的第二性征之一
	阴毛和腋毛生长	随着雄性激素分泌的增加，女孩的阴毛和腋毛开始生长
	生长加速	身高和体重开始迅速增加，骨盆逐渐变大，髋、胸及耻骨前等处皮下脂肪开始增多，形成女性特有的体表外形
13~15 岁	月经初潮	月经初潮是青春期重要的标志之一。月经初潮后，月经可能会不规律，持续一段时间后才会逐渐变得规律
	生殖器官成熟	随着卵巢功能的逐渐成熟，生殖器官也开始发育成熟。卵巢开始分泌雌激素和孕激素，为生育做好准备

续表

年龄	生理特点	
16～19岁	生育能力具备	生殖器官已经发育成熟，具备了初步的生育能力。同时，性心理也开始逐渐成熟，开始关注自己的外貌和形象

（三）成年期（20～45岁）

女性成年期的生理特点见表1-3。

表1-3 女性成年期的生理特点

分期		生理特点
生育高峰期 （20～35岁）	生殖器官成熟	生殖器官已经发育成熟，具备完全的生育能力。卵巢的功能非常旺盛，能够正常地分泌雌激素和孕激素
	周期性排卵及行经	在卵巢激素的影响下，女性的子宫内膜发生周期性变化，出现周期性的排卵和行经。这是女性生育能力的重要体现
	生育能力最强	女性的生育能力非常强，是生育的主要阶段。如果打算生育，应该在这个阶段内尽早怀孕
生育后期 （35～45岁）	生育能力下降	随着年龄的增长，生育能力开始逐渐下降。卵巢的功能开始减退，卵子的数量和质量也开始下降
	身体变化	开始出现衰老迹象，如皮肤松弛、皱纹增多等。同时，由于生育和哺乳的影响，乳房和骨盆等部位也可能发生一些变化

（四）更年期（45～55岁）

女性更年期的生理特点见表1-4。

表1-4 女性更年期的生理特点

分期		生理特点
早期 （45～50岁）	月经不规律	卵巢功能逐渐衰退，月经开始变得不规律，周期变长或变短，经量也可能发生变化
	激素水平波动	雌激素和孕激素水平开始波动，导致一系列的不适症状，如热潮红、盗汗、情绪波动等
中期 （50～53岁）	月经停止	卵巢功能完全衰退，月经可能会停止，标志着更年期的到来
	阴道变化	由于雌激素的减少，阴道壁会变薄、失去弹性，容易出现干燥、瘙痒、灼热等不适感。阴道分泌物减少，使阴道更易感染
晚期 （53～55岁）	可能会出现其他与更年期相关的症状，如睡眠障碍、心血管疾病风险升高、骨质量下降等	

（五）老年期（60 岁以后）

1. 生殖器官萎缩：生殖器官开始萎缩，卵巢缩小变硬，表面光滑；子宫及宫颈萎缩；阴道逐渐缩小，穹隆变窄，黏膜变薄、无弹性。

2. 其他衰老变化：除了生殖器官衰老，还会出现其他与衰老相关的变化，如骨质疏松、代谢率降低等。这些变化可能会导致一系列健康问题，如骨折、心血管疾病等。

二、卵巢周期性变化及其分泌的激素

卵巢是女性体内最大的一对性腺，具有两种主要功能：一是生殖功能，可产生卵子并排卵；二是内分泌功能，可合成并分泌女性激素。

（一）卵巢的周期性变化

自青春期开始至绝经前，卵巢在形态和功能上发生的周期性变化称为卵巢周期（ovarian cycle），可分为卵泡期（从月经第 1 天至卵泡发育成熟）和黄体期（从排卵至下次月经前）。

1. 卵泡的发育及成熟。新生儿出生时卵巢内约有 200 万个卵泡，经历儿童期至青春期后只剩下约 30 万个卵泡，多数卵泡退化。育龄女性每个月经周期会有一批（3～11 个）卵泡发育，但通常只有一个优势卵泡发育成熟并排卵，其余卵泡发育到一定程度后通过细胞凋亡机制而自行退化，称卵泡闭锁。女性一生中只有 400～500 个卵泡发育成熟并排卵。卵泡的生长过程可分为始基卵泡、窦前卵泡、窦卵泡及排卵前卵泡 4 个阶段（图 1-4、图 1-5）。

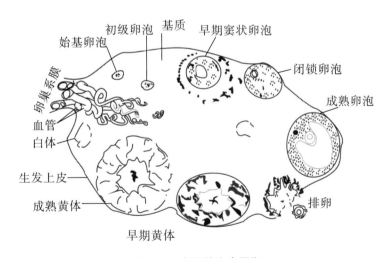

图 1-4　卵泡的生命周期

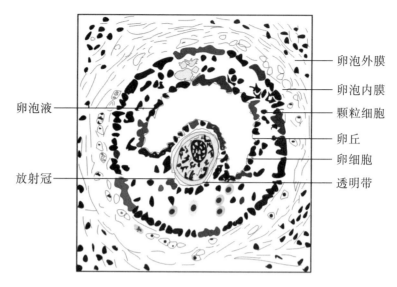

图 1-5　发育成熟的卵泡

2. 排卵。卵细胞及其周围卵丘颗粒细胞随着卵泡壁破裂而被排出的过程称为排卵。发育成熟的卵泡逐渐移向并突出于卵巢表面，近卵巢表面的卵泡壁变薄，最终卵泡壁破裂，卵子连同透明带、放射冠及小部分卵丘内的颗粒细胞被排出，进入腹腔。排出的卵子经输卵管伞部捡拾，进入输卵管管腔。一般两侧卵巢交替排卵，但也可由一侧卵巢连续排出。排卵多发生在下次月经来潮前 14 天左右。

3. 黄体形成及退化。排卵后，卵泡液流出，腔内压力下降，残余的卵泡壁塌陷，卵泡壁的卵泡颗粒细胞和卵泡内膜细胞向内侵入，周围由结缔组织组成的卵泡外膜包围，外观色黄，称为黄体。卵泡颗粒细胞和内膜细胞转化为颗粒黄体细胞和卵泡膜黄体细胞，产生大量的孕激素和雌激素。排卵后 7~8 天（相当于月经周期第 22 天左右）黄体体积和功能达最高峰，直径 1~2cm。排卵后若未受孕，于排卵后 9~10 天黄体开始退化，并逐渐被纤维组织所替代，因外观色白而被称为白体。在非妊娠卵巢周期中，黄体的寿命仅 14 天，黄体萎缩后月经来潮，卵巢中又有新的一批卵泡开始发育，形成新的周期。若排出的卵子受精，黄体体积继续增大以维持妊娠，直至胎盘功能建立后才退化。

（二）卵巢性激素的分泌及生理作用

卵巢分泌的性激素均为甾体激素，主要包括雌激素和孕激素，以及少量雄激素。卵泡期，雌激素主要源于卵泡膜细胞。黄体期，大量孕激素和雌激素主要源于黄体细胞。女性雄激素主要源于肾上腺，卵巢也能分泌少量雄激素。

1. 雌激素。

1）分泌的周期性变化：卵泡开始发育时，雌激素分泌量很少。随着卵泡发育，卵泡膜细胞分泌的雌激素量逐渐增加，于排卵前达第 1 高峰；排卵后循环中的雌激素水平出现暂时下降，排卵后 1~2 天，黄体细胞开始分泌雌激素，循环中雌激素水平又逐渐上升，在排卵后7～8天黄体成熟时雌激素分泌形成第2高峰，但第2高峰均值低于第1高峰。此后黄体萎缩，雌激素水平迅速下降，在经期降至最低水平。

2）生理作用：

（1）子宫内膜：参与月经后子宫内膜的修复，促使子宫内膜发生增殖期改变。

（2）子宫肌：促使子宫平滑肌细胞增生和肥大，使肌层增厚；增进子宫血供，有助于子宫发育；使子宫收缩力加强，并提高子宫平滑肌对催产素的敏感性。

（3）宫颈：使宫颈口松弛，宫颈黏液分泌增加且稀薄，易拉成丝状，有利于精子通过。

（4）输卵管：促进输卵管肌层发育和上皮的分泌，加强输卵管肌节律性收缩。

（5）卵巢：促进卵巢内卵泡的发育。

（6）阴道上皮：使阴道上皮细胞增生和角化，黏膜变厚，细胞内糖原含量增加，使阴道维持酸性环境。

（7）外生殖器：促进大、小阴唇发育，使之发育、丰满、着色加深。

（8）乳房：促进乳腺腺管增生，使乳头、乳晕着色。

（9）下丘脑及垂体：对下丘脑、垂体有正负反馈作用，调节促性腺激素的分泌。

（10）代谢作用：促进水钠潴留；调节血脂代谢，使血浆总胆固醇下降，有利于防止冠状动脉硬化；调节钙磷代谢，促进钙、磷在骨质中的沉积，以维持正常骨质。

2. 孕激素。

1）分泌的周期性变化：卵泡早期无孕激素分泌，排卵前成熟卵泡开始少量分泌；排卵后黄体形成，孕激素分泌量开始增加，在排卵后7～8天黄体成熟时，分泌量达最高峰，此后逐渐下降，到月经来潮时降至卵泡期水平。

2）生理作用：孕激素通常在雌激素作用的基础上发挥效应。

（1）子宫内膜：使增殖期内膜转化为分泌期内膜，为受精卵着床做好准备。

（2）子宫肌：使子宫平滑肌兴奋性及妊娠子宫对缩宫素的敏感性均降低，从而减少子宫收缩，有利于胚胎和胎儿在宫内生长发育。

（3）宫颈：使宫颈口闭合，黏液分泌量减少、性状变黏稠。

（4）输卵管：抑制输卵管肌节律性收缩。

（5）阴道上皮：使阴道上皮细胞脱落加快。

（6）乳房：促进乳腺小叶及腺泡发育。

（7）下丘脑及垂体：对下丘脑具有负反馈作用，抑制促性腺激素的分泌。

（8）代谢作用：促进水钠排泄。

（9）体温：兴奋下丘脑体温调节中枢，使排卵后基础体温升高0.3～0.5℃。临床上可将基础体温的这一变化特点作为判定排卵日期的重要指标之一。

3. 雄激素。

1）分泌的周期性变化：女性机体中的雄激素主要源于肾上腺。卵巢也能分泌部分雄激素，主要包括睾酮、雄烯二酮和脱氢表雄酮。排卵前循环中的雄激素水平升高。

2）生理作用。

（1）对生殖系统功能的影响：是维持女性正常生殖功能必不可少的激素之一。青春期时，雄激素可促进阴阜、阴蒂和阴唇的发育，以及阴毛、腋毛的生长；排卵前，雄激素可促进非优势卵泡退化和优势卵泡的生长；雄激素还可提高女性性欲。

（2）对机体代谢功能的影响：雄激素可促进蛋白质合成，维持肌肉生长，刺激骨髓中红细胞增生；性成熟期前促进长骨生长，性成熟期后促进骨骺闭合；促进肾对水、钠的重吸收并保留钙。

三、子宫内膜及其他生殖器的周期性变化

（一）子宫内膜的周期性变化

卵巢的周期性变化使女性生殖器官也随之发生相应的周期性改变，其中以子宫内膜的周期性变化最为显著（图1-6）。子宫内膜分为功能层和基底层，功能层受卵巢激素的影响，发生增殖、分泌和脱落的变化；基底层不受卵巢激素影响，不发生脱落，在月经后对内膜进行修复，再生出新的功能层。以一个正常月经周期28天为例，其组织形态呈3期改变。

1. 增殖期。月经周期第5～14天，对应卵巢周期的卵泡发育、成熟阶段。在雌激素作用下，子宫内膜基底层细胞开始增殖并修复脱落的功能层，内膜增厚，腺体增多，间质表现为不同程度的水肿。

2. 分泌期。月经周期第15～28天，与卵巢黄体期对应。排卵后，黄体形成，在黄体产生的孕激素和雌激素作用下，子宫内膜在增殖期的基础上进一步增厚，腺体增大且弯曲明显，分泌糖原进入宫腔，间质更加水肿、疏松，螺旋小动脉增生、卷曲。此时有利于受精卵着床。

3. 经期。月经周期第1～4天。如卵子未受精，黄体退化，雌、孕激素撤退，螺旋小动脉持续痉挛，子宫内膜组织缺血性坏死、剥脱，月经来潮。

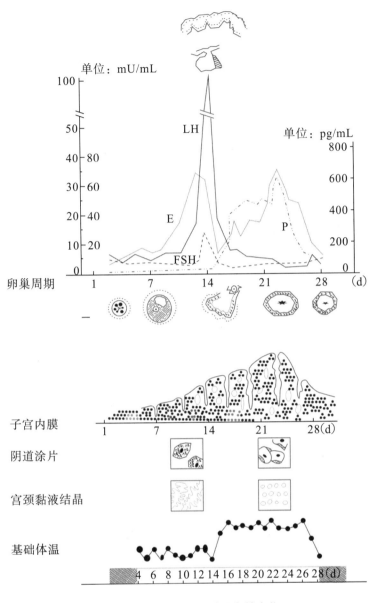

图 1-6　月经周期中的周期性变化

（二）其他生殖器官的增殖期变化

1. 阴道黏膜的周期性变化。在卵巢激素作用下，阴道黏膜也发生周期性变化。排卵前，阴道上皮在雌激素影响下，黏膜增厚，表层细胞角化，其程度在排卵前最明显。角化细胞内富含糖原，寄生在阴道内的乳酸菌可将糖原分解成乳酸，保持阴道内的酸性环境，从而防止致病菌的繁殖。排卵后，在孕激素的作用下，表层细胞脱落。临床上借助阴道脱落细胞变化可了解体内雌激素水平及卵巢有无排卵。

2. 宫颈黏液的周期性变化。宫颈腺细胞分泌的黏液有明显的周期性改变。随着卵泡的发育、成熟，雌激素水平逐渐升高，宫颈黏液分泌量也不断增加，黏液变得稀薄、透明，至排卵期拉丝长度可达 10cm 以上。取黏液涂片，干燥后可见羊齿植物叶状结晶，这种结晶在无排卵期最为典型。排卵后，受孕激素影响，宫颈黏液分泌量逐渐减少，黏液变得黏稠，拉丝度差、易断裂。宫颈黏液涂片检查发现羊齿植物叶状结晶逐步模糊不清，至月经周期第 22 天左右完全消失，形成排列成行的椭圆体。依据宫颈黏液变化可了解卵巢功能。

3. 输卵管的周期性变化。受性激素调控，输卵管在形态和功能上也有周期性变化，与子宫内膜的变化类似，但不如子宫内膜明显。

四、月经周期的调节

月经周期的调节是一个极其复杂的过程，主要涉及下丘脑、垂体和卵巢，此三者互相调节、互相影响，构成了女性神经内分泌系统，称为下丘脑—垂体—卵巢轴（hypothalamic−pituitary−ovarian axis，HPOA），调节着女性的月经周期。

（一）下丘脑

下丘脑弓状核神经细胞以脉冲式方式分泌促性腺激素释放激素（gonadotropin releasing hormone，GnRH），通过垂体门脉系统输送到腺垂体，调节垂体促性腺激素的合成和释放。GnRH 的分泌受垂体促性腺激素和卵巢性激素的反馈调节（包括起促进作用的正反馈和起抑制作用的负反馈），也受神经递质的调节。

（二）垂体

在下丘脑 GnRH 的调控下，腺垂体分泌的直接与生殖调节有关的激素有促性腺激素和催乳素（prolactin，PRL）。促性腺激素包括促卵泡激素（follicle−stimulating hormone，FSH）和黄体生成素（luteinizing hormone. LH）。FSH 主要作用为刺激卵泡发育，并与少量 LH 协同作用促进卵泡成熟。LH 主要功能是促使卵泡最终成熟及排卵，在黄体期 LH 可维持黄体功能以刺激孕激素和雌激素的合成分泌。催乳素具有促进乳汁合成的功能。

（三）卵巢

在垂体 FSH 和 LH 的调控下合成并分泌雌、孕激素，作用于其他生殖器官。

（四）月经周期的调节机制

卵巢在促性腺激素作用下发生周期性排卵和分泌；卵巢产生的性激素对下丘脑和垂体又具有反馈调节作用（图 1−7）。促进下丘脑、垂体分泌激素增加的作用，称为正反馈；反之，使下丘脑、垂体分泌激素减少，称为负反馈。

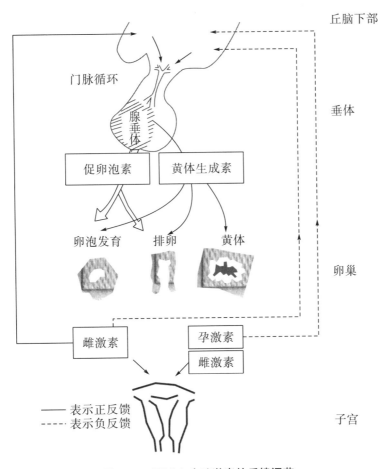

丘脑下部

门脉循环

腺垂体

垂体

促卵泡素　黄体生成素

卵泡发育　排卵　黄体

卵巢

雌激素　孕激素

雌激素

—— 表示正反馈
- - - 表示负反馈

子宫

图 1-7　HPOA 生殖激素的反馈调节

　　1. 卵泡期。月经周期的黄体萎缩后，雌、孕激素降至最低水平。对下丘脑和垂体的抑制作用解除，下丘脑开始分泌 GnRH，通过垂体门脉系统作用于腺垂体，使 FSH 分泌增加，促进卵泡发育，雌激素分泌量随之增加，子宫内膜发生增殖期变化。随着雌激素分泌的不断增加，其对下丘脑产生负反馈作用，以抑制下丘脑 GnRH 的分泌，进而使垂体 FSH 分泌减少。随着卵泡逐渐发育至排卵前接近成熟，雌激素分泌达高峰，对下丘脑和垂体产生正反馈作用，促使垂体促性腺激素分泌增加，形成 LH 与 FSH 的峰值，LH 与 FSH 协同促进成熟卵泡破裂排卵。

　　2. 黄体期。排卵后，FSH 与 LH 急剧下降，在少量 FSH 与 LH 作用下，黄体形成并逐渐发育成熟。黄体主要分泌孕激素，也分泌雌激素，使子宫内膜在增殖期基础上发生分泌期变化。排卵后第 7~8 天，雌激素、孕激素分泌出现峰值，大量雌激素、孕激素对下丘脑和垂体产生负反馈作用，使垂体 LH 与 FSH 分泌量减少。此时黄体开始萎缩，雌激素、孕激素水平降低，子宫内膜失去雌、孕激素支持，发生剥脱出血，月经来潮。雌、孕激素的减少，解除了对下丘脑、垂体的抑制作用，FSH 回升，继而又有新的卵泡发育，开始新的一个周期。

第二章　卵巢癌

第一节 疾病概述

卵巢癌是生长在卵巢上的恶性肿瘤，其中 90%～95% 为卵巢原发性恶性肿瘤，另外 5%～10% 为其他部位原发恶性肿瘤转移到卵巢。女性卵巢具有极为复杂的组织结构和内分泌功能，除了病理学诊断外，其他术前检查无法明确判断卵巢肿瘤的组织类型及良恶属性。卵巢癌发病隐匿且容易转移，疾病早期无典型临床症状，早期检出率较低，很多患者一旦确诊往往已处在卵巢癌中晚期。

一、流行病学

全球范围内，卵巢癌的发病率和死亡率均呈上升趋势。

国内情况：国家癌症中心发布的数据显示，2022 年我国卵巢癌新发病例数约 6.11 万，卵巢癌死亡病例数约 3.26 万。卵巢癌患者的 5 年生存率约为 40%，与发达国家相比存在明显差距。国内卵巢癌的发病年龄高峰略早于国外，约为 50 岁，国外为 62 岁。

国外情况：卵巢癌的发病率在北欧、西欧及北美最高，而在亚洲如印度及日本相对较低。在种族分布上，美洲的白种人发病率远高于黑种人。经济收入和社会地位较高的人群卵巢癌发病率较高。

二、病因

1. 遗传因素：*BRCA1* 和 *BRCA2* 基因突变携带者，以及有卵巢癌、乳腺癌、胰腺癌、前列腺癌、结直肠癌等家族史的人群，发病风险较高。

2. 内分泌因素：雌激素和雄激素对卵巢上皮细胞有刺激作用，增高发病风险。初潮早、绝经晚、无生育史及应用促排卵药物等，这些因素可能导致卵巢上皮细胞持续受到激素的刺激，从而增高卵巢癌发病风险。

3. 妇科疾病：子宫内膜异位症、卵巢肿瘤、盆腔炎等妇科疾病，可能增加卵巢癌的发病风险。

4. 生育因素：终生未生育的女性罹患卵巢上皮性癌的风险是有生育史女性的 2 倍。

5. 生活因素：不良生活习惯，如长期熬夜、喜食腌制食物、高脂饮食、吸烟等，可能导致身体抵抗力下降，增加卵巢癌的风险。

6. 环境因素：接触射线、长期接触毒物（如补鞋胶水、金属化合物等）也可能引起基因突变，导致卵巢癌。

三、转移途径

1. 直接蔓延：卵巢癌细胞与周围组织发生紧密粘连并浸润。

2. 植入性转移：卵巢癌细胞有时会穿破肿瘤包膜，脱落到腹腔内，种植在腹膜、大网膜、肠管等组织器官表面。

3. 淋巴转移：卵巢癌细胞通过淋巴管扩散到卵巢周围的淋巴结。

4. 血行转移：卵巢癌细胞可以通过血液循环转移到远处的器官，如肺、肝、骨和大脑等。

四、病理分期

（一）手术病理分期

卵巢癌的病理分期一般采用国际妇产科联盟（International Federation of Gynecology and Obstetrics，FIGO）的手术病理分期，具体如下。

Ⅰ期：肿瘤局限于卵巢。

ⅠA：肿瘤局限于一侧卵巢，包膜完整，卵巢表面无肿瘤，腹水中未见恶性细胞。

ⅠB：肿瘤局限于双侧卵巢，包膜完整，卵巢表面无肿瘤，腹水中无恶性细胞。

ⅠC：肿瘤局限于单侧或双侧卵巢，并伴有包膜破裂、卵巢表面有肿瘤，或腹水或腹腔冲洗液中有恶性细胞。

Ⅱ期：肿瘤累及一侧或双侧卵巢，并伴有盆腔内扩散。

ⅡA：肿瘤蔓延和（或）转移至子宫和（或）输卵管。

ⅡB：肿瘤蔓延至其他盆腔器官。

ⅡC：ⅡA或ⅡB期肿瘤，伴有卵巢表面有肿瘤，或包膜破裂，或腹水或腹腔冲洗液中有恶性细胞。

Ⅲ期：肿瘤侵犯一侧或双侧卵巢，并有组织学证实的盆腔外腹膜种植，或局部淋巴结转移，或肝表面转移。肿瘤局限于真骨盆，但组织学证实肿瘤细胞已扩散至小肠或大网膜。

Ⅳ期：肿瘤侵犯一侧或双侧卵巢，并伴有远处转移。胸腔积液且胸腔肿瘤细胞阳性，或肝实质转移。

（二）卵巢肿瘤的组织病理学分类

1. 上皮性肿瘤：是最常见的组织学类型，占原发性卵巢肿瘤的 50%～70%，占卵巢癌的 85%～90%，多见于中老年女性。卵巢上皮性肿瘤可分为浆液性肿瘤、黏液性肿瘤、子宫内膜样肿瘤（包括变异形及鳞状分化）、透明细胞肿瘤、移行细胞肿瘤、鳞状细胞肿瘤、混合型上皮性肿瘤等。

2. 生殖细胞肿瘤：占原发性卵巢肿瘤的 20%～40%，好发于儿童、青少年，来源于胚胎性腺的原始生殖细胞。卵巢生殖细胞肿瘤可分为畸胎瘤、无性细胞瘤、卵黄囊瘤、胚胎性癌、非妊娠性绒毛膜癌、混合型生殖细胞肿瘤等。需要注意的是，卵巢卵黄囊瘤属于生殖细胞肿瘤，较罕见，占卵巢癌的1％左右。此病主要来源于胚外结构卵黄囊，组织结构与大鼠胎盘的内胚窦特殊血管结构相似，常见于儿童及年轻女性，恶性程度高，生长迅速。

3. 性索间质肿瘤：占原发性卵巢肿瘤的5％～8％，来源于原始性腺中的性索及间质组织。卵巢性索间质肿瘤可分为纯型间质肿瘤、纯型性索肿瘤和混合型性索间质肿瘤，包括颗粒细胞－间质细胞肿瘤、支持细胞－间质细胞肿瘤（睾丸母细胞瘤）、混合型或未分类的性索－间质肿瘤、类固醇细胞肿瘤等。

4. 转移性肿瘤：占卵巢癌的5％～10％。原发部位多见于胃肠道、乳腺等。

五、临床表现

1. 腹胀、腹痛：肿瘤生长导致腹水、盆腔包块增大，以及压迫胃肠道。

2. 食欲下降、便血：肿瘤增大压迫胃肠道或发生转移，侵犯直肠黏膜时会引起便血。

3. 腹部包块：肿瘤体积较大时，可触及下腹部或中腹部质地较硬的包块。

4. 胸闷、憋气：肿瘤转移引起胸腔积液所致。

5. 尿频：肿瘤增大压迫膀胱所致。

6. 肠梗阻：肿瘤压迫肠道或发生肠系膜浸润，表现为恶心、呕吐、腹痛、腹胀，停止排便、排气。

7. 绝经后阴道流血：部分卵巢癌具有分泌雌激素的功能，导致绝经后阴道流血。

8. 月经紊乱：卵巢癌可能影响卵巢的正常功能，导致经量增多或减少、月经周期延长或缩短。

9. 腰痛：肿瘤向盆腔后侧种植浸润，或通过神经侵犯和淋巴结转移等引起腰部疼痛。

10. 消瘦：恶性肿瘤细胞无序生长，机体消耗增加，同时影响食物摄入量，导致体重下降。

11. 并发症。

1）蒂扭转：多见于肿瘤蒂长、中等大小、偏向一侧的囊性肿瘤，可导致下腹剧烈疼痛、呕吐等症状。

2）感染：多继发于肿瘤蒂扭转或肿瘤破裂，引起发热、腹痛等症状。

3）肿瘤破裂：由于肿瘤囊壁缺血引起自发性破裂，导致剧烈腹痛、恶心，甚至休克。

4）压迫症状：肿瘤增长压迫邻近器官，导致腹痛、腹胀、消化不良、便秘等。

5）肿瘤转移：卵巢癌细胞通过直接蔓延或淋巴转移、血行转移等方式扩散到其他器官，如子宫、盆腔、腹膜、肝脏等。

6）恶病质：肿瘤晚期，肿瘤和机体争夺营养，导致患者明显消瘦。

7）贫血：肿瘤长期消耗导致贫血，可同时存在恶病质。

8）其他：肿瘤中晚期侵犯神经系统会出现剧烈疼痛，侵犯肠壁及大网膜会出现肠梗阻，侵犯肺会出现咳血、呼吸困难等症状。

六、辅助检查

（一）影像学检查

1. B超检查：B超是卵巢癌的首选辅助检查方法，能够探测肿瘤的部位、大小、形态和物理性质，并初步鉴别良恶性。

2. CT检查：CT检查能够清晰地显示肿块的图像，鉴别良恶性，并可显示周围淋巴结有无转移灶。

3. MRI检查：MRI检查能够更详细地显示肿瘤的内部结构和周围组织的浸润情况，有助于判断肿瘤的良恶性。

4. X线检查：卵巢成熟畸胎瘤的腹部平片可以观察到牙齿或骨骼影像，肠道造影可帮助明确肿瘤的位置、大小等。

（二）肿瘤标志物检查

1. 糖类抗原125（carbohydrate antigen 125，CA125）：CA125是卵巢上皮性肿瘤的主要标志物，其水平升高与病情进展和预后密切相关。但需注意，CA125水平升高并非卵巢癌的特异性表现，还可见于其他妇科疾病和肿瘤，因此应结合其他检查综合判断。

2. 甲胎蛋白（alpha fetoprotein，AFP）：AFP对卵黄囊瘤有特异性诊断价值，其水平升高提示可能存在卵黄囊瘤。AFP水平升高也可见于肝癌、胃癌等肿瘤，应结合其他检查进行鉴别。

3. 人绒毛膜促性腺激素（human chorionic gonadotropin，hCG）：hCG对卵巢绒毛膜癌特异度较高，其水平升高提示可能存在卵巢绒毛膜癌。血清hCG水平升高也可见于妊娠、滋养细胞肿瘤等，应结合其他检查进行鉴别。

（三）腹水常规、生化及细胞学检查

抽取腹水可以减轻腹部胀痛，并可通过检查了解腹水是渗出液还是漏出液。如果腹水中查到恶性细胞，则可确诊为恶性肿瘤。腹水检查为有创检查，应在医生指导下进行，并注意预防感染。

（四）免疫学检查

通过免疫学检查卵巢癌的一些产物，如抗体、抗原等，以提高临床诊断率。免疫学检查结果受多种因素影响，应结合其他检查进行综合判断。

（五）腹腔镜检查

腹腔镜检查能够直接观察盆腔、腹腔及肿块的情况，并可进行活组织检查及腹水检查，是确诊卵巢癌的重要手段之一。腹腔镜检查为有创检查，应在医生指导下进行，并注意预防感染和出血等并发症。

七、治疗

（一）治疗原则

卵巢癌的早期发现、早期诊断和早期治疗是提高治愈率的关键。因此，建议女性定期进行妇科检查，以便及时发现异常并就医。

（二）手术治疗

1. 全面分期手术：对于早期卵巢癌患者，为保留生育功能，可以采取全面分期手术进行治疗。这种手术可切除肿瘤及周围可能受影响的组织，并进行分期评估，以确定后续治疗方案。

2. 肿瘤细胞减灭术：中晚期卵巢癌患者，肿瘤可能已经扩散，因此可以采取肿瘤细胞减灭术进行治疗。这种手术旨在最大限度地切除肿瘤组织，以减轻症状并延长生存期。

（三）辅助治疗

1. 化疗：化疗是卵巢癌的重要辅助治疗手段。使用卡铂、长春新碱、甲氨蝶呤等化学药物，可以杀死或抑制肿瘤细胞的生长和繁殖，从而控制病情并延长生存期。化疗通常用于术后的辅助治疗，也可以用于晚期或复发性卵巢癌的治疗。

2. 放疗：放疗在某些情况下也用于卵巢癌的治疗，特别是对于某些对放疗敏感的肿瘤类型。然而，由于卵巢癌早期扩散特性和放疗的不良反应，目前临床应用相对有限。

3. 靶向治疗：靶向治疗是一种新型的治疗方法，通过使用特定的靶向药物（如阿法替尼、吉非替尼、厄洛替尼等），可以精确地作用于肿瘤细胞并抑制其生长。靶向治疗通常用于手术和化疗后的维持治疗，也可以用于晚期或复发性卵巢癌的治疗。

4. 腹腔热灌注化疗（hyperthermic intraperitoneal chemotherapy，HIPEC）：热疗在癌症治疗中已经使用了几个世纪，并继续在现代医学中使用。热疗可通过诱导协同作用增强顺铂的细胞毒性。热休克蛋白不仅可以诱导细胞凋亡，而且可以激活其他自然杀伤细胞的受体，从而阻断血管的形成，同时还可以促进蛋白质的变性，从而产生显著的细胞毒性效应。HIPEC是近年来对于恶性肿瘤患者的新型治疗手段，是恶性肿瘤、恶性腹水和腹腔内转移癌的重要辅助治疗方法。其目的是在恒温和特定时间内将化疗药物灌入腹腔，进而消灭患者腹腔中的病灶。此外，HIPEC利用了腹腔化疗的优势，获得了比静脉化疗更高的腹腔内药物浓度。

卵巢癌患者的病灶大部分位于盆腔或腹腔，且比较容易出现肠系膜等部位的转移。在常规静脉化疗基础上联合运用 HIPEC，即给予患者腹腔内部用药，有助于确保腹腔内药物浓度提升，也有利于化疗药物更加充分地与患者的肿瘤病灶接触，同时外周血药物浓度相对较低，有助于减少不良反应的发生，提高患者的化疗耐受性。

（四）综合治疗

卵巢癌的治疗需要综合考虑患者的年龄、身体状况、肿瘤分期和病理类型等因素，制订个性化的综合治疗方案。综合治疗通常包括手术、化疗、放疗和靶向治疗等多种手段的组合应用，以提高治疗效果并减少不良反应的发生。

（五）生活调理与心理支持

在治疗过程中，患者还需要注意生活调理和心理支持。保持良好的生活习惯和心态，如合理饮食、适量运动、充足睡眠等，有助于增强身体免疫力并促进康复。同时，接受心理支持和治疗也可以帮助患者缓解焦虑、恐惧等负面情绪，提高生活质量。

八、护理评估

（一）健康史评估

详细询问患者的既往病史，特别是盆腔疾病史和手术史。了解患者的家族史，因为卵巢癌可能与家族遗传有关。询问患者的月经史、生育史和避孕方式，以评估其对卵巢功能的影响。

（二）身体状况评估

观察患者的身体状况，包括精神状态、营养状况、体重变化等。进行腹部检查，观察有无腹部包块、腹水等体征。评估患者的疼痛程度、部位和性质，以及疼痛对日常生活的影响。

（三）辅助检查评估

通过 B 超、CT、MRI 等影像学检查，确定肿瘤的大小、位置、形态，以及与周围组织器官的关系。进行肿瘤标志物检测，如 CA125、AFP 等，以辅助诊断和评估病情。根据需要进行病理学检查，如穿刺活检或手术切除后的病理学检查，以明确肿瘤的性质和分期。

（四）心理状况评估

评估患者的心理状态，包括焦虑、恐惧、抑郁等情绪反应。了解患者对疾病的认知程度和对治疗的期望。

九、护理措施

临床中尤为重视卵巢癌患者的护理工作质量，应用有效的护理干预措施，提升患者舒适度、改善患者的生活质量。综合护理是在常规护理基础上，将环境、健康教育、饮食生活、生理护理等多方面合为一体，为患者提供更为高效的服务，进而提升护理的有效性。

（一）心理支持

细致观察患者精神状态和心理反应，准确评估后给予针对性心理干预。耐心向患者讲解病情和治疗方案，解答患者的疑问和担忧；鼓励患者表达内心的感受和情绪，提供情感支持和安慰；给予足够精神支持，讲述成功病例或邀请康复患者分享经验，以提升患者的治疗信心。

（二）疼痛管理

评估患者的疼痛程度，遵医嘱给予镇痛药，并观察药物的效果和不良反应。指导患者采取正确的体位和姿势，以减轻疼痛。提供非药物镇痛方法，如按摩、针灸、音乐疗法等，以缓解患者的疼痛。

（三）饮食护理

提供高蛋白质、高维生素、易消化的食物，如瘦肉、鱼类、蛋类、蔬菜和水果等。避免油腻、辛辣等刺激性食物，以减少对胃肠道的刺激。鼓励患者少食多餐，保持营养均衡和充足的能量摄入。

（四）休息与活动

根据患者的身体状况和体力情况，制订合理的休息和活动计划。鼓励患者进行适当的运动，如散步、瑜伽等，以增强体质和提高免疫力。避免过度劳累和剧烈运动，以免加重病情。

（五）预防感染

保持外阴清洁，定期更换内裤和卫生巾。遵医嘱给予抗生素预防感染，并观察药物的效果和不良反应。监测患者的体温和血常规等指标，及时发现并处理感染情况。

（六）环境护理

病房要保持合理的温湿度及光照，定时通风及消毒，确保为患者提供舒适的病房环境，提升患者睡眠质量。

（七）疾病知识指导

提升健康教育力度，综合考虑患者情况，介绍卵巢癌、治疗、预后等方面的知识，使患者对疾病和治疗不良反应有比较清晰的认识，能够通过有效措施改善不良反应；对家属进行指导，给予患者更多关爱和支持，提升其治疗依从性。

（八）放化疗护理

1. 化疗前护理。

1）心理护理：首先建立良好的护患关系，主动接近患者，做到细心、耐心、爱心，具有高度的同情心和责任心，向患者及其家属说明介入、HIPEC、静脉三途径联合应用的必要性及其治疗效果，消除患者的恐惧心理，使其积极配合治疗。

2）饮食护理：宜食清淡、易消化、高蛋白质、高热量、高维生素的食物，嘱患者多饮水。

3）化疗前检查：在进行髂内动脉介入、HIPEC、静脉化疗前，均应进行血常规、尿常规、凝血功能、肝功能、肾功能等检查。

4）紫杉醇预处理：在用药前 12 小时、6 小时需使用地塞米松治疗，并在用紫杉醇前准备好氧气、心电监护仪、急救药品等。

2. 化疗后护理。

1）胃肠道反应的护理：顺铂是强致吐药物，用药后均有不同程度的恶心、呕吐，应按时给予止吐药治疗，以减轻胃肠道反应。腹泻者应立即向医生汇报并及时处理。

2）保持口腔清洁，每天早晚及进食后用软毛牙刷刷牙漱口。

3）脱发的护理：紫杉醇及顺铂用药后患者均有不同程度的脱发，应指导患者戴帽子或佩戴假发，保持衣服及床铺清洁，以消除患者的恐惧心理。

4）肾毒性防治：关键在于充分水化。顺铂的不良反应主要有肾毒性，因此必须充分水化和碱化尿液，防止发生肾毒性。每天输液量不少于 2000mL，嘱患者多饮水，每天尿量应大于 2000mL。监测电解质及肝功能、肾功能情况。

5）定期复查血常规，发现骨髓抑制及时治疗。若白细胞计数少于 $1.5 \times 10^9/L$ 时，应行保护性隔离，同时用粒细胞－巨噬细胞集落刺激因子（gromulocyte－macrophage colony－stimulating factor，GM－CSF）或粒细胞集落刺激因子（granulocyte colony－stimulating factor，G－CSF）等行升白细胞治疗。当血小板计数少于 $40 \times 10^9/L$ 时，注意观察有无出血倾向，及时向医生汇报并处理。治疗期间严格保持清洁卫生，执行消毒隔离制度，密切观察患者生命体征的变化，加强病房巡视。

（九）随访和复查

指导患者坚持随访和复查，定期复查肿瘤标志物和影像学检查。及时发现并处理复发或转移的情况，以提高患者的生存率和生活质量。

第二节 典型病例

一、病例1：双侧卵巢卵黄囊瘤

患者，女性，39岁，已婚。入院生命体征正常，身高160cm，体重45kg。

（一）病情概述

1. 主诉：右下腹痛3天，发现盆腔巨大包块2天。

2. 现病史：患者2个月前自觉腹痛，未予重视，3天前因右下腹痛来我院门诊就诊。全腹部CT平扫+增强扫描示：①盆腔内见巨大分叶状混杂密度囊实性肿块影，最大截面约12.5cm×12.3cm，增强扫描肿块实性成分呈明显不均匀强化，其内囊性成分未见明显强化，肿块内可见增多迂曲增粗供血血管影，子宫及双侧附件显示不清，右下腹尾显示不清。②腹盆腔大量积水，腹膜、肠系膜上、大网膜多发软组织结节、团块影，增强扫描可见强化，考虑肿瘤多发转移灶，癌性腹水可能。③肝脏少许弱强化结节，较大者位于右后叶上段，直径约1.2cm，多系转移；肝左内叶镰状韧带旁弱强化影，转移待排。④肝脏少许囊肿。⑤胆囊壁毛糙，腹腔炎症累及（？），胆囊炎待排。患者外院行食管、胃、十二指肠内镜检查：胃体上部小弯前壁可见一直径约0.5cm黏膜下隆起。现为求进一步治疗入我科。

3. 既往史：既往身体状况良好，否认高血压、糖尿病、冠心病等其他重大疾病史。无过敏史，无外伤史，无手术史，无输血史，无特殊病史。

4. 月经史：初潮年龄12岁，月经周期22~25天，经期7天，中度痛经，经量多，白带正常。

5. 婚育史：适龄结婚，配偶体健，无离异、再婚、丧偶史。初次性生活年龄不详，无婚外性伴侣，否认近亲婚配。顺产次数1，流产次数0，剖宫产次数0，宫外孕次数0，否认葡萄胎，无计划生育措施。

6. 家族史：无特殊家族史及遗传病史。

7. 专科查体情况：宫颈不肥大，光滑，无触血，宫颈管内无出血。宫体前位，形态大小正常，质中，表面光滑，无压痛。盆腔内扪及巨大包块，平脐。

8. 辅助检查：B超示子宫前位，宫体大小3.4cm×5.4cm×4.3cm，内膜居中，厚约0.1cm（单层），肌壁回声欠均匀，未探及明显异常血流信号。盆腔查见巨大实性混合回声团，上达脐水平，左右至髂窝边缘，其内及周边探及血流信号，阻力指数（RI）=0.2，右侧卵巢包裹其内，左侧卵巢显示欠佳。盆腹腔查见液性暗区，最深约4.8cm。肿瘤标志物CA125 337U/mL。完善其他入院检查，均无异常。

9. 初步诊断：盆腹腔占位、卵巢癌。

10. 术式：全麻下行腔镜下盆多点活检术、经腹纵切口子宫全切术、双侧输卵管卵巢切除术、盆腔淋巴结清扫术、大网膜切除术、直肠癌根治术、膈肌肿瘤切除术、肝部分切除术、膈肌修补术、肠粘连松解术、输尿管松解术、胸腔闭式引流术、阑尾切除术、膀胱肿瘤切除术、膀胱修补术、回肠造口术、胃壁肿瘤切除术、胸腔肿瘤切除术。

11. 术中情况：手术困难但顺利，麻醉满意。术中患者生命体征平稳。手术失血7000mL。术中输血：去白悬浮红细胞12.5U、血浆1200mL。术中输注白蛋白40g，人纤维蛋白原（法布莱士）2g。术中输液13000mL。尿量1750mL，尿色淡黄、清亮、无血凝块。切除标本送病理学检查。未发生手术并发症。手术结束后安返ICU，予补液治疗，严密观察生命体征、切口、阴道流血情况、尿量等。

12. 术后诊断：双侧卵巢卵黄囊瘤、消瘦、重度贫血。

（二）术后护理

1. 一般护理措施。参见卵巢癌的护理措施。

2. 造口护理。

1）造口开放时机：造口开放一般是在术后2~3天，要仔细观察造口开放前后有无出血、回缩或坏死。保持造口清洁，可用生理盐水或碘伏溶液清洁造口，主要清洁造口黏膜和周围皮肤。

2）扩张操作：造口开放后，要立即开始扩张。戴好手套，示指涂抹石蜡油后缓慢插入造口，深度达到2~3指关节处，停留3~5分钟后缓慢拔出。初期每天1次，7~10天后可改为隔天1次。

3）造口周围皮肤护理：若患者出现粪便外溢，会导致造口周围皮肤红肿、糜烂，甚至导致化脓。所以术后对造口周围的皮肤一定要精心护理。护理期间，要注意造口周围皮肤的清洁，患者每次排便后都要清洁造口，先用温水清洗造口，随后用大棉签由内向外擦干，可涂抹凡士林，以减少大便对皮肤的刺激，避免引发炎症。

4）正确选择造口袋：造口没有正常的括约肌，所以并不具备粪便控制的功能，造口袋主要是为了防止粪便外溢，因此术后要选择好造口袋。使用时测量好造口的大小，造口袋底座环裁剪适当（一般比造口稍大），当造口袋内排泄物达到1/3~1/2满时就应清理或更换。造口刚开放时，会有不同程度的红肿，大便稀且多，此时应选择带皮肤保护剂的透明造口袋，便于观察；待直肠功能逐渐恢复、造口红肿减轻或者消失后，可选用两件式透明造口袋，可随意改变换袋方向，便于清洁和换药；康复期或大便成形后，可选用一件式或两件式不透明、带碳片的造口袋，以减少对患者的感官刺激，增加患者的自信心。不正确使用造口袋容易造成造口摩擦破损，安装造口袋时动作一定要轻巧、细致。

5）造口并发症的护理。

（1）造口感染：注意观察，早期感染及时清洗和湿敷，加强抗感染治疗；形成脓肿则早期切开引流，剔除线头；若已形成瘘管，则做瘘管切除或重做造口。造口手术是污染性手术，术前、术中、术后应用抗生素。造口周围用碘纺纱布条围绕，可有效防止造口感染。加强无菌观念，术后及时清洁造口及更换造口袋，局部皮肤涂抹氧化锌软膏预防粪性皮炎，均可减少感染的发生。

（2）造口狭窄：主要是因为造口周边愈合不良，血液回流不良，造口黏膜皮肤缝线感染，筋膜或皮肤瘢痕组织收缩，疾病复发，肿瘤压迫肠管，局部缺血和外露的结肠浆膜因受粪便等刺激引起浆膜炎，肉芽组织增生，继之发生瘢痕收缩，与皮肤切缘共同形成环形狭窄。为预防造口狭窄，应定期扩张造口，具体操作如前所述。已发生狭窄的患者应每天扩张造口，先从小指开始，一般每天 2~3 次，逐渐改用示指、中指，坚持 3~6 个月。

（3）造口坏死：是一种严重的并发症，要仔细观察患者造口周围的血运情况，若造口血运不足，则会导致坏死。术后 3~5 天仔细观察造口黏膜的颜色，若黏膜出现青紫或黑色，且伴有恶臭，则需及时向医生汇报并处理。早期可用生理盐水湿敷，坏死的黏膜可自行脱落，待生长出肉芽组织及上皮组织后愈合，必要时清除坏死组织，局部引流，应用抗生素。

（4）造口渗血：造口渗血通常发生于术后 48 小时内，多因肠黏膜血运较丰富，造口受到外伤，造口黏膜糜烂，受硬物或摩擦等刺激易引起渗血。使用 1∶1000 肾上腺素浸润的药棉湿敷在造口肠管，可达到很好的止血效果。清洁造口时，应使用生理盐水棉球擦拭，动作要轻柔，避免用粗糙的纸巾。

（5）造口水肿：由静脉或淋巴回流受阻，手术初期血清蛋白水平低下、肠管狭窄引起。轻型造口水肿术后可自然恢复。未恢复者应根据病因采取有效治疗方法，如补充血清蛋白、缓解肠管狭窄、造口袋选用直径较大的造口底盘、造口袋裁剪适合。

（6）造口回缩或内陷：对轻度回缩、造口边缘黏膜尚可见时，予以换药或行造口扩张；而对重度回缩、造口边缘黏膜已不能见到，或已有局部腹膜刺激征者，需手术重建造口。术后保持造口清洁，使用凸面底盘，同时肥胖患者注意减轻体重，可预防造口回缩或内陷。

（7）造口旁疝：由于一部分肠管经由筋膜缺口穿孔至皮下组织，因不平坦引起粘贴造口袋困难。主要影响因素有造口位于腹直肌外、筋膜开口过大、腹部肌力弱、持续腹压增加、多次手术等。主要处理措施包括术后指导患者避免负重和体重增加；调整造口袋和灌洗步骤；使用弹性的造口袋，以适应腹部形态。如疝加重，则考虑手术治疗。目前认为经腹直肌旁造口易发生造口旁疝，而经腹直肌造口可减少造口旁疝的发生。仔细缝合造口处组织，严重腹胀时行胃肠减压，可有效预防造口旁疝。

（8）肠造口周围炎：指导患者及其家属加强造口周围皮肤的护理。每次排便后及时用清水或生理盐水棉球洗净周围皮肤，待干后涂皮肤保护膜或氧化锌软膏保护。对皮肤已破溃者，在局部涂溃疡粉，待粉剂吸收后再涂皮肤保护膜或氧化锌软膏，然后佩戴造口袋。及时清除粪便，更换造口袋。同时，指导患者注意饮食卫生，防止腹泻，避免食用产气、生冷、辛辣、刺激、高膳食纤维的食物，如笋、芹菜等，忌洋葱、大蒜、豆类、山芋、空心菜、玉米等食物，以免造成频繁排便，引起肠造口周围炎。应多食用蛋、新鲜蔬菜，调节饮食使大便成形。

（9）肠管脱垂：常因肠管固定于腹壁不牢，腹壁基层开口过大，腹压增大，腹部肌力弱引起。应适当掌握活动强度，避免咳嗽、用力排便等增加腹压的危险因素，选择正确尺寸的造口袋，最好选用一件式造口袋；掌握正确的造口袋粘贴方法，减少换袋次数。将脱垂的肠管从造口回纳腹腔，反复回纳无效的严重患者需要手术治疗。大便规律者可用腹带回缩。

（10）皮肤黏膜分离：常因造口开口处肠壁黏膜部分坏死、造口黏膜缝线脱落、腹压过大、伤口感染、营养不良、糖尿病等引起。用生理盐水冲洗干净、擦干，如有坏死组织，可使用清创胶。若空隙较浅，可使用溃疡粉或防漏膏；若空隙较深，可使用海藻类敷料或亲水性敷料粉剂填塞后贴上造口袋。

（11）肉芽肿：大部分是由缝线刺激引起，也可由坚硬的造口物品刺激引起。处理措施：检查造口周围是否有缝线仍未脱落，指导患者正确量度造口大小，避免底板经常摩擦造口边缘，导致肉芽增生。增生严重者可用硝酸银点灼。

（12）性功能障碍：护士应做好患者的心理护理，与患者建立良好的护患关系，帮助患者适应自我形象的改变，做好患者配偶及其他家人的工作。同时，做好人工肛门护理、性知识健康教育，以促进患者康复，增强其回归社会的信心，提高患者的生活质量。

3. 胸腔闭式引流的护理。胸腔闭式引流术通过引流管排出患者胸腔内的积液和气体，帮助改善患者的肺部功能，控制胸腔积液的发展，以缓解临床症状。

1）穿刺前护理：患者在疾病确诊后由于自身对于疾病知识了解不充分，所以很容易出现消极情绪。针对这种情况，护士需要将治疗及疾病的相关知识告知患者，提高患者认知的同时缓解不良情绪。另外，护士还要嘱咐患者尽量不要剧烈咳嗽，如果控制不住可以服用一些镇咳药物。

2）穿刺中护理：穿刺的时候需要将患者的身体暴露，注意调整室内的温湿度，以免患者感冒。指导患者采取合适的穿刺体位，避免在穿刺的时候咳嗽或者大幅度动作。如果患者出现心悸、胸痛、面色苍白等情况，必须立即停止操作，及时抢救。

3）穿刺后护理：穿刺后仍然需要密切关注患者的生命体征，胸腔积液首次排出量应<1000mL，随后控制在 1000～2000mL/d，注意观察胸腔积液的性质、颜色，控制好排出速度，以免速度过快导致复张性肺水肿、纵隔摆动等情况。另外，在引流的时候要注意将患者调整为半卧位，避免引流管扭转、弯曲及折断。指导患者活动时要避免使引流管高于穿刺点，以免引发返流，导致逆行性感染。

4）并发症的预防：引流管堵塞、引流管脱落、感染是胸腔闭式引流患者常见的并发症。在治疗与护理期间，护士要密切观察引流管的通畅性，定时挤压引流管，预防引流管堵塞。若出现引流管堵塞，可使用 20mL 生理盐水对引流管进行脉冲式冲洗，并及时向医生汇报并处理。密切关注穿刺部位，确保引流管固定牢固，及时处理引流管脱落事件。穿刺点与周围皮肤要始终保持清洁、干净、干燥，每 2 天消毒 1 次，确保穿刺点处于无菌状态，避免引流液返流。已出现感染的患者，要及时、有效救治。

4. 留置胃管的护理。留置胃管是为了提升患者的营养状态并进行肠胃减压，有助于患者的康复。但是，留置胃管作为一项侵入性操作，有可能对部分患者造成应激反应。使用过程中，留置胃管对患者鼻咽部分的刺激较为明显，如果设置不当，可能引发鼻黏膜出血、溃疡，甚至其他胃肠道反应，影响患者的舒适度和身心状态。患者在治疗期间，由于不适也可能自行拔出留置胃管，影响治疗效果。

1）置管前的护理：要了解患者有无相关的手术史，或者是否存在鼻中隔偏曲等问题，这些都会影响固定效果。应当结合患者的个体差异来选择合适的胃管型号和材料，有助于提升患者的舒适度。

2）置管中的护理：置管动作要轻柔，指导患者缓慢地吞咽，随着吞咽动作将胃管送入。同时，结合肢体语言与患者进行沟通，对患者进行鼓励，加强心理干预。

3）置管后的护理：留置胃管后，应对患者的鼻面部进行清洗，并用乙醇棉球擦洗鼻部。将3M敷贴的一半剪成蝶形，固定在鼻部，另一半固定在面部，保持胃管的稳定性，防止发生脱管。

4）健康教育：护士需要为患者及其家属讲解留置胃管期间的注意事项，普及留置胃管的相关知识，告知胃管滑落的风险。当敷料松动或者被打湿的时候，指导患者及其家属应当及时通知医护人员进行更换。此外，在患者打喷嚏时，可以将胃管扶住，防止因打喷嚏引发的脱管。患者及其家属也应当关注胃管中引流液的颜色和性质。

5）心理护理：认可患者的主诉，理解患者的苦衷，注意个人言辞和患者情绪，给予患者更多的关心和关爱，帮助其建立战胜疾病的信心。

6）不适的处理：如果患者有咽部不适，应当进行雾化吸入治疗。要防止患者出现口唇干裂的情况，必要时可涂抹石蜡油。

5. 健康教育。

1）休息3个月，禁盆浴、性生活、重体力劳动3个月。

2）保持切口敷料干燥，3天后伤口门诊换药，4~5天酌情拆线；继续间歇导尿，1周后返回医院测残余尿，若有不适及时就诊。

3）如有发热（>37.5℃）、切口异常、阴道大量出血或脓性分泌物、腹痛、扪及腹部包块等不适，请及时就诊。腹部轻微疼痛及阴道少许血性分泌物属正常现象。

4）及时携带病理报告于化疗科就诊。

5）术后2年内，每3~4个月门诊复查1次；术后3~5年，每6~12个月门诊复查1次。复查时请带上出院记录及病理报告。

6）出院带药：利伐沙班口服，每次10mg，每天1次，共4周。用药期间若出现自发性鼻出血、牙龈出血、皮肤瘀斑等，应立即停药并及时就诊。

7）每周监测血常规、凝血功能、肝功能、肾功能，如有异常，及时就诊。

二、病例 2：卵巢内膜样腺癌

患者，女性，51岁，已婚。入院生命体征正常，身高153cm，体重52kg。

（一）病情概述

1. 主诉：腹痛 2^+ 天，发现盆腔包块 7^+ 小时。

2. 现病史：20^+ 小时前患者无明显诱因自觉疼痛加重，持续疼痛，伴腹胀，无头晕、头痛、恶心、呕吐等不适，遂于我院急诊就诊。彩超示子宫前位，贴于腹前壁，宫体大小 3.5cm×5.1cm×5.2cm，内膜居中，厚 0.75cm（单层），内膜回声欠均匀。左前壁浆膜下查见大小 2.8cm×2.4cm×3.1cm 弱回声，边界较清，内及周边探及血流信号。右侧卵巢显示不清，右侧附件区查见大小约 8.7cm×6.5cm×8.0cm 囊实混合回声团，以囊性成分为主，周边及其内探及血流信号，RI＝0.3。左侧卵巢显示不清，左侧附件区未见明显占位。盆腔查见液性暗区，深约 2.5cm。内膜回声欠均匀。

3. 既往史：既往身体状况良好，否认高血压、糖尿病、冠心病等重大疾病史。否认病毒性肝炎、结核或其他传染病史，无过敏史，无外伤史。

4. 月经史：初潮年龄 11 岁，周期 23～25 天，经期 7 天，无痛经，经量正常，白带正常。

5. 婚育史：适龄结婚，配偶体健，无离异、再婚、丧偶史。初次性生活年龄不详，无婚外性伴侣，否认近亲婚配。顺产次数 1，流产次数 1，剖宫产次数 0，宫外孕次数 0，否认葡萄胎，无计划生育措施。

6. 家族史：父亲健在，母亲健在，无家族史及特殊遗传病史。

7. 专科查体情况：阴道通畅，无畸形，黏膜色泽正常，分泌物多，白色稀糊样，无异味。宫颈不肥大，光滑，无触血，宫颈管内无出血，右侧附件可扪及一直径约 9cm 质硬包块，边界清楚，活动度可，无压痛，表面光滑，下腹部轻度压痛，未见反跳痛。

8. 辅助检查：心电图示窦性心动过缓伴不齐。肿瘤标志物示人附睾蛋白 4643.7pmol/L、白蛋白 25.2g/L。其余检查结果无异常。

9. 初步诊断：腹痛待诊；盆腔包块待诊，卵巢癌（?）、卵巢纤维瘤（?）、子宫肌瘤（?）、其他（?）；胆囊结石；胆囊炎；腹部手术史。

10. 术式：全麻下行经脐单孔腹腔镜下子宫全切术、单孔腹腔镜下双侧输卵管卵巢切除术、单孔腹腔镜下盆腔淋巴结清扫术、单孔腹腔镜下腹主动脉旁淋巴结清扫术、单孔腹腔镜下肠粘连松解术、单孔腹腔镜下输尿管粘连松解术、单孔腹腔镜下大网膜切除术、单孔腹腔镜下阑尾切除术、脐整形术、子宫内膜诊刮术（endocervical curettage，ECC）。

11. 术中情况：手术困难但顺利，麻醉满意。术中患者生命体征平稳。手术失血量 100mL，术中尿色淡黄、清亮，无血凝块。切除标本送病理学检查。未发生手术并发症。手术结束后安返病房，予补液治疗，严密观察生命体征、切口、阴道流血情况、尿量等。

12. 术后诊断：左侧卵巢内膜样腺癌、子宫内膜样腺癌、子宫肌瘤、肠粘连、输尿管粘连、胆囊结石、胆囊炎、腹部手术史。

（二）术后护理

1. 护理措施。参见卵巢癌的护理措施。

2. 健康教育。

1）休息 3 个月，禁盆浴、性生活、重体力劳动 3 个月；活动量根据患者体力情况确定，以身体能接受的程度为宜。

2）术后 1 个月内以软食为主，加强营养，同时注意控制体重，饮食以高蛋白质、高维生素、易消化食物为主，少食多餐，保持大便通畅。

3）保持切口敷料干燥，1周后自行拆除切口敷料。

4）如有发热（>37.5℃）、切口异常、阴道大量出血或脓性分泌物、腹痛、扪及腹部包块等不适，请及时就诊。腹部轻微疼痛及阴道少许血性分泌物属正常现象。

5）出院后请按时领取病理报告，取病理报告后请及时到妇科门诊咨询。

6）出院后1个月复查。术后2年内，每3~4个月门诊复查1次；术后3~5年，每6~12个月门诊复查1次。复查时请携带出院记录及病理报告。

三、病例3：卵巢高级别浆液性腺癌

患者，女性，61岁，已婚。入院生命体征正常，身高155cm，体重51kg。

（一）病情概述

1．主诉：右侧卵巢高级别浆液性腺癌伴胸腹盆腔多发转移（Ⅳ期）12次化疗后。

2．现病史：11⁺月前患者无明显诱因出现腹痛、腹胀，伴小便次数减少，表现为每天小便3次，每次约10mL，伴明显乏力，不伴大便困难等不适。外院行前中下腹CT示腹腔中等量积液，腹膜及大网膜多发病变，考虑恶性肿瘤，转移瘤可能，原发腹膜恶性肿瘤待鉴别；腹膜后多发淋巴结肿大；子宫及双侧附件未见显示；脾囊肿；双侧胸腔少量积液；胃充盈欠佳，胃壁评估受限；肝胆胰、双肾及肾上腺未见确切占位性病变。肿瘤标志物示 CA125 1440U/mL，铁蛋白618ng/mL。糖化血红蛋白7.1%。于1⁺年前我院行"腹腔镜探查术＋活检术"，术后病理回示〈腹膜结节〉低分化癌，结合形态及免疫组化分析支持为女性生殖道来源的高级别浆液性腺癌。腹水查见腺癌细胞转移，倾向女性生殖系统来源，遂行新辅助化疗12次。现为求手术治疗入我院。

3．既往史：一般情况良好，否认病毒性肝炎、结核或其他传染病史，无过敏史，无外伤史。15⁺年前因"子宫良性肿瘤"于外院行经腹横切口子宫全切术，5⁺年前因"肾结石"于外院行体外碎石术，1年前于我院行"腹腔镜探查术＋活检术"。

4．月经史：初潮年龄11岁，周期28~30天，经期3~4天，绝经年龄46岁（子宫全切术后），重度痛经，经量正常，白带正常。

5．婚育史：适龄结婚，配偶体健，无离异、再婚、丧偶史。初次性生活年龄不详，无婚外性伴侣，否认近亲婚配。顺产次数1，流产次数2，剖宫产次数0，宫外孕次数0，否认葡萄胎，无计划生育措施。

6．家族史：父亲健在，母亲健在，无家族史及遗传病史。

7．专科查体情况：阴道断端光滑。宫颈未见。盆腔内扪及巨大包块，平脐。

8．辅助检查：宫颈液基细胞学检查（LCT）示〈阴道断端刷片〉取样满意。未见上皮内病变细胞或恶性细胞。肿瘤全套示 CA125 38.3U/mL、CA15-3 37.7U/mL。

9．初步诊断：右侧卵巢高级别浆液性腺癌伴胸腹盆腔多发转移（Ⅳ期）化疗后、子宫全切术后、2次腹部手术史。

10．术式：全麻下经腹纵切口双侧卵巢输卵管切除术、大网膜切除术、恶性肿瘤细

胞减灭术、盆腔淋巴结清扫术、腹主动脉旁淋巴结清扫术、盆腔粘连松解术、双侧输尿管粘连松解术、局部回肠切除术、局部盲肠切除术、肠吻合术、阑尾切除术、肠修补术。

11. 术中情况：手术困难但顺利，麻醉满意。术中患者生命体征平稳。手术失血量800mL，留置热灌注管道4根，切除标本送病理学检查。未发生手术并发症。术后安返ICU，予补液治疗，严密观察生命体征、切口、阴道流血情况、尿量等。

12. 术后诊断：右侧卵巢高级别浆液性腺癌伴胸腹盆腔多发转移（Ⅳ期）化疗后、盆腔粘连、双侧输尿管粘连、肠切除术后、肠吻合术后、子宫全切术后、3次腹部手术史。

（二）术后护理

1. 护理措施。参见卵巢癌的护理措施。

2. 健康教育。

1）休息3个月，禁性生活、盆浴、重体力劳动3个月。

2）保持切口敷料干燥，出院3天后于门诊或就近医院拆除引流管切口缝线，出院1周后自行拆除切口敷料。

3）如有发热（>37.5℃）、切口异常、阴道大量出血或脓性分泌物、腹痛、扪及腹部包块等不适，请及时就诊。腹部轻微疼痛属正常现象。

4）出院后请及时到化疗门诊咨询。

5）术后1个月门诊复诊，术后3年内每3个月门诊复查1次，术后3~5年内每6个月门诊复查1次，复查时请携带出院记录及病理报告。

6）出院后尽快到综合内科门诊就诊，遵综合内科会诊意见口服甲苯磺酸艾多沙班片，每次30mg，每天1次。定期监测血常规、凝血功能，复查双下肢静脉超声及肺动脉CTA。用药期间观察有无出血征象，综合内科门诊随诊。

第三章　宫颈癌

第一节　疾病概述

宫颈癌是最常见的妇科恶性肿瘤，严重危害广大女性的健康。宫颈癌的主要病因是人乳头瘤病毒（human papilloma virus，HPV）感染。随着我国卫生防疫政策的推进，HPV 疫苗接种和宫颈癌筛查逐步普及，宫颈癌已成为一种可预防、早诊早治的疾病。

一、流行病学

根据国际癌症研究署估计，全世界每年约有 53 万例宫颈癌新发病例，占所有女性肿瘤的 12％，死亡病例达 27.5 万例，其中，85％的发病和死亡病例发生在发展中国家。自 20 世纪 70 年代开始，很多国家宫颈癌导致的死亡率整体处于下降趋势。2022 年我国宫颈癌新发病例 15.1 万例，发病率为 13.8/10 万，居女性癌症发病的第五位；当年死亡病例 5.6 万例，死亡率为 4.5/10 万，居女性癌症死亡的第六位。

宫颈癌的发病年龄各国报道不一。欧洲人群中以 45～49 岁为发病高峰，随后随着年龄增加，宫颈癌的发病率呈下降趋势。我国女性宫颈癌发病率在 25 岁以下处于较低水平，而在 25～40 岁呈持续大幅度上升。

二、病理

（一）宫颈鳞状细胞癌

宫颈鳞状细胞癌占宫颈癌的 75％～85％，以部分具有鳞状上皮分化（即角化）、细胞间桥，而无腺体分化或黏液分泌为镜下特点。宫颈鳞状细胞癌多数起源于鳞状上皮和柱状上皮交界移行区的非典型增生上皮。老年女性宫颈鳞状细胞癌可位于宫颈管内。

（二）宫颈浸润癌

宫颈浸润癌指癌灶浸润间质范围已超出镜下微小浸润癌，多呈网状或团块状浸润间质。根据肿瘤细胞分化程度可分为：①Ⅰ级，高分化鳞状细胞癌（角化性大细胞型），肿瘤细胞大，形成不规则的浸润癌巢，有明显角化珠形成，可见细胞间桥，肿瘤细胞异型性较轻，少或无不正常核分裂（<2/HPF）。②Ⅱ级，中分化鳞状细胞癌（非角化性大细胞型），肿瘤细胞大，少或无角化珠，细胞间桥不明显，异型性明显，核分裂象较多（2～4/HPF）。③Ⅲ级，低分化或未分化小细胞鳞状细胞癌，前者细胞具有小到中等

大小细胞核，细胞质相对后者丰富，后者多为未分化小细胞弥漫性浸润，核呈卵圆形，胞质稀少，细胞异型性明显，染色质呈粗颗粒状，核分裂多见（＞4/HPF），核仁较小或缺失。未分化小细胞鳞状细胞癌比低分化小细胞鳞状细胞癌侵袭性强，较早发生淋巴转移，预后较差。神经内分泌小细胞癌可通过免疫组化或电镜鉴别确诊。

1. 巨检：镜下微小浸润癌及极早期宫颈浸润癌肉眼观常类似宫颈糜烂，无明显异常。随病变发展，可形成以下 4 种类型。①外生型：最常见，癌灶向外生长呈乳头状或菜花状，组织脆，易出血。肿瘤体积较大，常累及阴道，较少浸润宫颈深层组织及宫旁组织。②内生型：癌灶向宫颈深部组织浸润，宫颈表面光滑或仅有轻度糜烂，宫颈肥大变硬，呈桶状，常累及宫旁组织。③溃疡型：上述两型癌灶继续发展合并感染坏死，脱落后形成溃疡或空洞，似火山口状。④颈管型：癌灶发生于宫颈管内，常侵入子宫下段或转移至盆腔淋巴结。

2. 镜检：在原位癌基础上镜检发现小滴状、锯齿状肿瘤细胞团突破基底膜，浸润间质，诊断标准见分期。

（三）宫颈腺癌

宫颈腺癌占宫颈癌的 15%～20%，近年来宫颈腺癌的发生率有上升趋势。多数宫颈腺癌与高危型 HPV 感染相关，但约 15%的宫颈腺癌与 HPV 感染无关。

1. 巨检：大体形态与宫颈鳞状细胞癌相同，来自宫颈管内，浸润管壁；或自颈管内向宫颈外口突出生长；常可侵犯宫旁组织。病灶向宫颈管内生长时，宫颈外观可正常，但因宫颈管膨大，故形如桶状。

2. 镜检：可分为普通型宫颈腺癌、黏液型宫颈腺癌、胃型宫颈腺癌、透明细胞型宫颈腺癌、宫颈中肾腺癌、宫颈子宫内膜样腺癌及非特异型宫颈腺癌。其中普通型宫颈腺癌最常见，占所有宫颈腺癌的 75%～80%，具有特征性柱状肿瘤细胞，基底凋亡小体是特征性病理表现。黏液型宫颈腺癌，肿瘤细胞形态多样，可呈玻璃样、印戒样等，P16 多呈阳性。胃型宫颈腺癌，肿瘤细胞显示胃型分化，可见丰富透亮胞质或嗜酸性胞质。透明细胞型宫颈腺癌较罕见，约占宫颈腺癌的 4%，细胞呈多边形或鞋钉状，胞质丰富，透明或嗜酸性。宫颈中肾腺癌和宫颈子宫内膜样腺癌极为罕见，后者常发生在子宫内膜异位的背景状态。非特异型宫颈腺癌分化较差，核高度异型性，P16 阴性。

（四）宫颈腺鳞癌

宫颈腺鳞癌较少见，占宫颈癌的 3%～5%，是由储备细胞同时向腺癌和鳞状细胞癌发展形成。癌组织中含有腺癌和鳞状细胞癌两种成分，两种癌成分的比例及分化程度可不同，低分化者预后极差。

三、转移途径

宫颈癌的转移途径主要为直接蔓延和淋巴转移，血行转移少见。

（一）直接蔓延

直接蔓延最常见，癌灶向邻近器官及组织扩散。向下累及阴道壁，向上由宫颈管累及子宫体，向两侧扩散可累及主韧带及阴道旁组织直至骨盆壁；晚期可向前后蔓延，侵及膀胱或直肠，形成癌性膀胱－阴道瘘或直肠－阴道瘘。癌灶压迫或侵及输尿管时，可引起输尿管梗阻及肾积水。

（二）淋巴转移

癌灶局部浸润后累及淋巴管，并随淋巴液引流进入局部淋巴结，经淋巴引流扩散。淋巴转移一级组为盆腔淋巴结，包括子宫旁、宫颈旁、闭孔、髂内、髂外、髂总、骶前淋巴结；二级组为腹股沟浅、深淋巴结，腹主动脉旁淋巴结，但也有直接转移到远处如锁骨上淋巴结的情况。

近年来前哨淋巴结的概念被引入，前哨淋巴结指首先接受肿瘤引流的一个或多个淋巴结。前哨淋巴结有无转移反映了整个淋巴结池的状态。若证实前哨淋巴结无转移，可考虑免除淋巴结池中淋巴结切除。目前可通过宫颈直接注射放射性胶体（放射性核素^{99m}Tc）或染料（如吲哚菁绿）使前哨淋巴结显影，前者可以使用 γ 射线机探测，后者可在术中通过荧光腹腔镜观察，检测灵敏度分别为 87％和 65％。

（三）血行转移

血行转移极少见，晚期可转移至肺、肝或骨骼等。

四、分期

此前宫颈癌的分期一直应用临床分期，FIGO 2018 年加入手术－病理因素形成了新的分期（表 3-1）。

表 3-1　宫颈癌的 FIGO 分期（2018 版）

分期	肿瘤范围
Ⅰ期	癌灶局限在宫颈（是否扩散至宫体不予考虑）
ⅠA期	仅在显微镜下可见浸润癌，间质浸润癌深度<5mm
ⅠA1期	间质浸润深度<3mm
ⅠA2期	间质浸润深度>3mm，<5mm
ⅠB期	间质浸润深度>5mm（超过ⅠA期），癌灶仍局限在宫颈
ⅠB1期	间质浸润深度>5mm，病灶最大径线<2cm
ⅠB2期	癌灶最大径线>2cm，<4cm
ⅠB3期	癌灶最大径线>4cm
Ⅱ期	癌灶超越子宫，但未达阴道下 1/3 或未达骨盆壁

分期	肿瘤范围
ⅡA 期	侵犯上 2/3 阴道，无宫旁浸润
ⅡA1 期	癌灶最大径线<4cm
ⅡA2 期	癌灶最大径线>4cm
ⅡB 期	有宫旁浸润，未达盆壁
Ⅲ 期	癌灶累及阴道下 1/3 和（或）扩展到骨盆壁和（或）引起肾盂积水或肾无功能和（或）累及盆腔和（或）主动脉旁淋巴结
ⅢA 期	癌灶累及阴道下 1/3，没有扩展到骨盆壁
ⅢB 期	癌灶扩展到骨盆壁和（或）引起肾盂积水或肾无功能
ⅢC 期	不论肿瘤大小和扩散程度，累及盆腔和（或）主动脉旁淋巴结
ⅢC1 期	仅累及盆腔淋巴结
ⅢC2 期	主动脉旁淋巴结转移
Ⅳ 期	肿瘤侵犯膀胱黏膜或直肠黏膜（活检证实）和（或）超出真骨盆（泡状水肿不分为Ⅳ期）
ⅣA 期	转移至邻近器官
ⅣB 期	转移至远处器官

五、临床表现

早期宫颈癌常无症状和明显体征，宫颈可光滑或与慢性宫颈炎无区别。随着病变发展，宫颈癌可出现以下症状和体征。

（一）症状

1. 阴道流血：早期多为接触性出血，常发生在性生活后或妇科检查后；后期则为不规则阴道流血。出血量多少与病灶大小、侵及间质血管情况相关，晚期可因侵及较大血管引起大出血。年轻患者也可表现为经期延长、经量增多；老年患者则常以绝经后出现不规则阴道流血就诊。

2. 阴道排液：多数有阴道排液增多，可为白色或血性，稀薄如水样或米泔状，有腥臭。晚期因癌组织坏死伴感染。

3. 晚期症状：根据癌灶累及范围，可出现不同的继发症状。邻近组织器官及神经受累时，可出现尿频、尿急、便秘、下肢肿胀、疼痛等症状；癌肿压迫或累及输尿管时可引起输尿管梗阻、肾积水及尿毒症；晚期患者可有贫血、恶病质等全身衰竭表现。

（二）体征

宫颈上皮内病变和微小浸润癌肉眼观局部可无明显病灶，宫颈光滑或糜烂样改变。随着宫颈浸润癌的生长发展出现不同体征。外生型者宫颈可见息肉状、菜花状赘生物，常伴感染，质脆易出血；内生型表现为宫颈肥大，质硬，宫颈膨大成桶状；晚期癌组织坏死脱落形成溃疡或空洞伴恶臭味。阴道壁受累时可见阴道穹隆消失及赘生物生长；宫旁组织受累时，三合诊检查可扪及宫颈旁组织增厚、缩短、结节状、质硬或形成冰冻状骨盆。

六、诊断

根据病史和临床表现，尤其有接触性阴道流血者需高度重视，经过规范妇科检查可以初步判断。对可疑宫颈病变应遵循"三阶梯式"诊断程序进行检查：首先进行 HPV 检查和宫颈脱落细胞学检查，如有异常及时推荐阴道镜检查。阴道镜检查见病变外观呈明显赘生物或破溃，可直接进行活组织病理学检查明确诊断。病理学检查确诊后应根据患者具体情况推荐影像学检查进行病情评估。具体可采用的辅助检查方法如下。

（一）HPV 检查

HPV 感染是宫颈癌的主要病因，目前国内外已将 HPV 检查作为宫颈癌的首选筛查手段。有性生活史的女性建议 HPV 初筛检查从 25~30 岁开始，每 5 年筛查 1 次，直至 65 岁。

（二）宫颈脱落细胞学检查

对宫颈的脱落细胞进行细胞学分析，诊断早期的宫颈上皮内瘤变或宫颈癌，是宫颈癌的常用检查。

（三）醋酸白试验

用 3%~5% 的醋酸溶液涂染宫颈表面，异常上皮细胞尤其是上皮内病变细胞含有更多卵白凝固变化，显现出不透明发白现象，即醋酸白试验阳性。醋酸白试验可协助选择活检部位，提高诊断率。

（四）碘试验

正常宫颈阴道鳞状上皮含丰富糖原，碘溶液涂染后呈棕色或深褐色，未着色说明该处上皮缺乏糖原，可为炎性或其他病变区。在碘未着色区取材行活检可提高诊断率。

（五）阴道镜检查

通过阴道镜观察宫颈表面病变状况，选择可疑癌变区行活组织病理学检查，可提高诊断准确率。

（六）宫颈和宫颈管活组织病理学检查

病理学检查是宫颈上皮内病变和宫颈癌确诊的依据。当宫颈病变明显时，可直接在病变区取材；若宫颈外观病变不明显，可依次行醋酸白试验和碘试验，对可疑病变区取材送病理学检查。所取活组织应包括一定间质及邻近正常组织。特别要注意宫颈管内病变，若阴道镜观察提示可疑宫颈管内病变，应加行宫颈管内搔刮，刮出组织送病理学检查。

（七）宫颈锥切术

宫颈锥切术具备诊断和治疗的双重功能。宫颈细胞学检查多次阳性，而宫颈和宫颈管活组织病理学检查阴性；或宫颈和宫颈管活组织病理学检查为高级别鳞状上皮内病变（high-grade squamous intraepithelial lesion，HSIL）需排除浸润癌者，均应行宫颈锥切术并送组织病理学检查。宫颈锥切术可采用冷刀切除或电热圈环切（LEEP），切除组织应做连续病理切片检查。

（八）影像学检查

病理学检查确诊后，应根据患者具体情况选择 X 线片、超声、CT、MRI、PET-CT、静脉肾盂造影、膀胱镜、直肠镜等检查评估病情。

七、治疗

应根据临床分期、年龄、全身情况，结合医院医疗技术水平及设备条件综合考虑，选用适宜措施，重视初始治疗及个体化治疗。主要治疗方法包括手术、放疗和化疗等，应根据具体情况综合应用。

（一）手术治疗

主要用于ⅠA～ⅡA1 期的早期患者，优点是年轻患者可保留卵巢及阴道功能，提高治疗后生活质量。①ⅠA1 期：对于无淋巴管脉管间隙浸润（lymphovascular space invasion，LVSI）者，无生育要求可选用筋膜外子宫全切术，术前建议行宫颈锥切术进一步明确病变范围及分期；要求保留生育功能者可行宫颈锥切术（术后应注意检查切缘情况）；有淋巴管脉管浸润者按ⅠA2 期处理。②ⅠA2 期：行改良广泛性子宫切除术及盆腔淋巴结切除术。③ⅠB1、ⅠB2 和ⅡA1 期：行广泛性子宫切除术、盆腔淋巴结切除术和选择性腹主动脉旁淋巴结切除术。

（二）放疗

根治性放疗适用于ⅠB3 期、ⅡA2 期及以上分期患者，或不适宜手术患者，包括近距离放疗及体外照射。近距离放疗采用后装治疗机，放射源为铯-137（^{137}Cs），铱-192（^{192}Ir）等；体外照射多用直线加速器、^{60}Co 等。近距离放疗可以控制局部原发病灶；体外照射则可治疗宫颈旁及盆腔转移灶。对于术后有中、高危因素的患者，辅助放疗是必要的术后治疗；对于晚期和复发性患者也可选择局部减瘤放疗和转移病灶的姑息放疗。值得注意的是，放疗对卵巢功能损害严重，近距离放疗破坏阴道柔韧度和分泌功能。目前宫颈癌发病呈年轻化趋势，对于早期宫颈癌患者，应尽量避免使用放疗作为初始治疗；对于必须接受放疗的患者，在手术中应将卵巢移至上腹胁肋部，照射时还应使用铅板覆盖卵巢，尽量减少放疗对卵巢的损伤。

（三）化疗

①新辅助化疗适用于宫颈癌病灶≥4cm 的患者，目的是使肿瘤缩小，便于手术切除；②与放疗序贯使用或同步使用，现有的临床试验结果表明，以铂类为基础的同步放化疗较单纯放疗能明显改善ⅠB～ⅣA 期患者的生存期，使宫颈癌复发危险度下降 40%～60%，死亡危险度下降 30%～50%；③不能耐受放疗的晚期或复发转移患者的姑息治疗。常用的一线化疗药物有顺铂、卡铂、紫杉醇、托泊替康、吉西他滨。常用联合化疗方案有顺铂/卡铂＋紫杉醇，顺铂＋托泊替康和顺铂＋吉西他滨。用药途径可采用静脉或动脉灌注化疗。

（四）术后病理学检查证实高危因素者术后辅助治疗

术后有盆腔淋巴结阳性、宫旁组织阳性或手术切缘阳性等高危因素者，可术后补充盆腔放疗＋顺铂同期化疗±阴道近距离放疗；阴道切缘阳性者，阴道近距离放疗可以增加疗效。同时，也有建议术后病理学检查证实为宫颈腺癌、低分化/未分化癌、宫颈癌病灶超过 3cm 及有淋巴管脉管癌栓的患者应补充化疗或联合放化疗。目前已有多项临床研究（包括一项前瞻性多中心随机对照研究）显示，宫颈癌术后有高危因素者使用联合化疗预后与同步放化疗相同，且可保障患者较好的生活质量。

（五）生物靶向治疗

靶向治疗和生物制剂对选择性宫颈癌显示确切疗效，已被列入美国国家综合癌症网络（The National Comprehensive Cancer Network，NCCN）指南。贝伐珠单抗联合化疗可用于治疗复发或转移宫颈癌的一线治疗，其单药治疗亦被列入复发或转移性宫颈癌的后线治疗。对于 PD-L1 表达阳性或具有微卫星高度不稳定/错配修复缺陷（MSI-H/dMMR）的宫颈癌患者，PD-1 和 PD-L1 抑制剂被推荐用于后线治疗；对于复发性、持续性、转移性宫颈癌 PD-L1 表达阳性者，帕博利珠单抗可用于一线治疗，贝伐珠单抗联合 PD-L1 抑制剂可用于复发或转移性宫颈癌的一线治疗，PD-L1 抑制剂联合化疗或单独用药在新辅助治疗中也显示明确疗效。这些生物靶向治疗制剂的效果已得到多个临床研究证实。

宫颈癌的预后与临床期别、病理类型及治疗方法密切相关。ⅠB期与ⅡA期手术与放疗效果相近，近来临床研究显示手术疗效优于放疗。宫颈腺癌放疗效果不如鳞状细胞癌，早期易有淋巴转移，预后差。晚期主要死亡原因有尿毒症、出血、感染及全身恶病质。

八、护理评估

（一）生理评估

1. 病史采集：了解患者的病史，包括宫颈癌的诊断时间、分期、病理类型、治疗方案（手术、放疗、化疗等）；询问既往病史、家族史、过敏史等。

2. 症状评估：评估患者是否存在异常阴道流血、分泌物增多、疼痛（如下腹、腰骶部疼痛）、尿频、便秘等局部症状，评估是否有消瘦、乏力、食欲减退等全身症状。

3. 体格检查：监测生命体征（体温、脉搏、呼吸、血压），检查腹部、盆腔区域是否有压痛、肿块等，评估手术切口或放疗部位皮肤情况（如红肿、破损、感染等）。

4. 实验室及影像学检查：查看血常规、肝功能、肾功能、肿瘤标志物（如 SCCA、CA125）等实验室检查结果。了解影像学检查（如 B 超、CT、MRI）结果，评估肿瘤大小、位置及转移情况。

（二）心理评估

1. 情绪状态：评估患者是否存在焦虑、抑郁、恐惧等情绪。了解患者对疾病的认知和接受程度。

2. 心理需求：评估患者对心理支持的需求，是否愿意接受心理咨询或干预。

3. 应对能力：评估患者及其家属对疾病的应对能力，是否具备积极的心态。

（三）社会支持评估

1. 家庭支持：了解患者家庭成员的支持情况，是否有家属参与护理。评估患者家属对疾病知识的了解程度。

2. 经济状况：评估患者的经济能力，是否能够承担治疗费用。

3. 社会资源：了解患者是否能够获得社区、社会组织或医疗机构的帮助。

（四）治疗相关评估

1. 手术患者评估：评估手术方式（如子宫全切术、淋巴结清扫术等）及术后恢复情况。观察术后切口愈合、引流液情况，评估是否发生感染、出血等并发症。

2. 放疗患者评估：评估放疗部位皮肤反应（如放射性皮炎），观察是否有放射性肠炎、膀胱炎等不良反应。

3. 化疗患者评估：评估化疗药物的不良反应（如恶心、呕吐、骨髓抑制等）。监测血常规、肝功能、肾功能，评估患者的化疗耐受性。

（五）生活质量评估

1. 日常生活能力：评估患者的生活自理能力，是否需要协助。

2. 疼痛：使用疼痛评分工具（如数字分级评分法、视觉模拟评分法）评估疼痛程度。

3. 营养状况：评估患者的饮食摄入情况，是否存在营养不良。定期测量体重、体重指数（BMI），查看血清蛋白等营养指标。

（六）并发症评估

1. 感染风险评估：评估患者是否存在感染风险（如白细胞减少、切口感染等）。
2. 出血风险评估：观察阴道流血情况，评估出血量及频率。
3. 淋巴水肿评估：评估术后或放疗后患者是否存在下肢淋巴水肿。

（七）健康教育需求评估

1. 疾病知识了解程度：评估患者对宫颈癌病因、治疗及预后的了解程度。
2. 自我护理能力：评估患者是否掌握术后护理、放疗或化疗期间的自我管理技能。
3. 随访意识：评估患者是否了解定期随访的重要性。

九、护理措施

（一）术前护理

1. 心理支持：提供心理疏导，减轻患者的焦虑和恐惧。
2. 健康教育：讲解手术流程和注意事项，帮助患者了解手术过程。
3. 术前准备：进行常规检查（如血常规、心电图等），确保患者符合手术条件；术前禁食禁水，清洁肠道，必要时备皮。

（二）术后护理

1. 生命体征监测：密切观察血压、心率等指标，及时发现异常。
2. 切口护理：保持切口清洁干燥，防止感染，定期换药。
3. 疼痛管理：根据疼痛程度给予镇痛药，并评估效果。
4. 活动指导：鼓励患者早期下床活动，预防血栓和肺部并发症。

（三）放疗护理

1. 皮肤护理：保持放疗部位皮肤清洁干燥，避免刺激，预防放射性皮炎。
2. 饮食指导：建议患者选择高蛋白质、高维生素饮食，避免辛辣食物。
3. 不良反应管理：及时处理恶心、呕吐、乏力等不良反应，必要时给予药物缓解。

（四）化疗护理

1. 药物管理：确保化疗药物按时按量使用，观察不良反应。
2. 静脉保护：选择合适静脉通路，防止药物外渗。

3. 不良反应处理：合理应对骨髓抑制、胃肠道反应等，必要时给予升白细胞药物或止吐药。

（五）心理护理

1. 心理疏导：提供持续心理支持，帮助患者应对治疗压力。
2. 社会支持：鼓励家属参与护理，增强患者信心。

（六）康复护理

1. 生活方式指导：建议健康饮食、适量运动，避免过度劳累。
2. 定期复查：强调定期随访的重要性，监测复发或转移。
3. 功能锻炼：指导患者进行盆底肌肉锻炼，促进术后功能恢复。

（七）并发症护理

1. 预防感染：严格执行无菌操作，监测感染迹象。
2. 出血的处理：观察出血情况，及时处理异常出血。
3. 淋巴水肿的管理：术后注意观察下肢淋巴水肿表现，必要时进行物理治疗。

（八）疼痛护理

1. 疼痛评估：定期评估疼痛程度和性质。
2. 药物镇痛：根据疼痛程度使用镇痛药。
3. 非药物镇痛：采用放松训练、音乐疗法等辅助缓解疼痛。

（九）营养支持

1. 饮食指导：提供高蛋白质、高热量、易消化的饮食建议。
2. 营养补充：必要时通过肠内或肠外营养支持改善营养状况。

（十）家庭护理

1. 家属教育：指导家属掌握基本护理技能。
2. 居家环境：保持环境清洁，避免感染风险。

十、随访

宫颈癌完成治疗后 2 年内每 3~6 个月复查 1 次；3~5 年内每 6 个月复查 1 次，第 6 年开始每年复查 1 次。有高风险因素的宫颈癌患者（如合并免疫功能缺陷者），推荐完成治疗后 2 年内每 3 个月复查 1 次、3~5 年内每 6 个月复查 1 次。随访内容应包括盆腔检查、高危型 HPV 检查、阴道脱落细胞学检查（保留宫颈者行宫颈脱落细胞学检查）、血清肿瘤标志物（如 SCCA、CA125 等）和影像学检查。

十一、预防

1. 推广 HPV 疫苗接种（一级预防），降低 HPV 感染率，从而预防宫颈癌的发生。《人乳头瘤病毒疫苗临床应用中国专家共识（2021 年版）》优先推荐 9~26 岁女性接种疫苗，同时推荐 27~45 岁有条件的女性接种疫苗。

2. 普及、规范宫颈癌筛查，做到早期发现、早期诊断（二级预防）。

3. 建立和健全宫颈疾病专科门诊体系，重视高危人群，加强筛查力度，尤其是出现相关症状及时就医，早期诊治宫颈上皮内病变，阻断浸润癌的发生（三级预防）。

4. 加强卫生宣教，提倡健康生活方式，提高宫颈癌筛查覆盖率。

第二节　典型病例

一、病例 1：宫颈鳞状细胞癌 ⅠB1 期

患者，女性，54 岁，已婚。入院生命体征正常，身高 160cm，体重 75kg。

（一）病情概述

1. 主诉：绝经后下腹痛 1 年，阴道流血 1 周。

2. 现病史：患者已绝经 1$^+$ 年，1 年前出现下腹隐痛，可忍受，伴淡黄色阴道分泌物，有异味，无畏寒、发热等不适，自认为与宫内节育器有关，取出宫内节育器后下腹隐痛无好转，患者未重视及就诊。半年前患者出现尿频、尿痛，下腹隐痛无加重，无性生活后阴道流血等不适，未就诊。1$^+$ 月前患者于外院检查宫颈 HPV-16 阳性，行阴道镜下宫颈活检术，病理学检查示宫颈 HSIL/CIN2~3，灶性癌变，鳞状细胞癌形成。1 周前出现少许阴道流血，色鲜红，伴乏力。患者为求进一步诊疗来我院就诊，门诊医生建议手术治疗。现患者无腹痛、腹胀，无尿频、尿急，无阴道流血、流液，患病以来精神、食欲可，睡眠正常，大小便正常，体重未见明显变化。

3. 既往史：10 年前因"异位妊娠"在外院行开腹右侧输卵管切除术。一般情况良好，否认病毒性肝炎、结核或其他传染病史，预防接种史不详，无过敏史，无外伤史，无输血史，无其他特殊病史。

4. 月经史：初潮年龄 14 岁，月经周期 26~27 天，经期 7 天，已绝经，白带淡黄色

5. 婚育史：24 岁结婚，配偶体健，无离异、再婚、丧偶史。初次性生活年龄 24 岁，无婚外性伴侣，否认近亲婚配。顺产次数 2，流产次数 0，剖宫产次数 0，宫外孕次数 1，引产次数 1；否认葡萄胎，计划生育措施为宫内节育器。

6. 家族史：父亲去世，母亲去世，兄弟姐妹 5 人，体健，无特殊家族史及遗传病史。

7. 专科查体情况：第二性征女性。已婚已产式。外阴发育正常。阴道通畅，无畸形，黏膜色泽正常，分泌物多，白色稀糊样，无异味。宫颈不肥大，质硬，后唇见糜烂样病灶，直径约 1cm，有触血，宫颈管内无出血。宫体水平位，形态大小正常，质中、表面光滑，无压痛。双侧附件未扪及异常。双侧宫旁组织质软，未扪及明显增厚。

8. 初步诊断：宫颈鳞状细胞癌Ⅰ B1 期（$T_{1b}N_xM_x$）、宫颈高危型 HPV 感染（HPV-16 阳性）、肥胖。

9. 术式：全麻下经腹子宫广泛性切除术、经腹左侧输卵管卵巢切除术、经腹右侧卵巢切除术、盆腔淋巴结清扫术、肠粘连松解术、输尿管粘连松解术。

10. 术中情况：手术顺利，麻醉满意，术中患者生命体征平稳。手术失血量 300mL，术中未输血，术中输液 2500mL。尿量 750mL，尿色淡黄、清亮，无血凝块。切除标本送病理学检查。未发生手术并发症。术中使用的超声刀、百克钳、氩气刀。

11. 术后诊断：宫颈鳞状细胞癌Ⅰ B1 期（$T_{1b}N_xM_0$）、肠粘连、输尿管粘连、宫颈高危型 HPV 感染（HPV-16 阳性）、肥胖。

（二）术后护理

1. 一般护理措施。参见宫颈癌的护理措施。

2. 保留尿管的居家护理指导。

1）尿管护理。

（1）保持清洁：每天用温水清洗尿道口及周围皮肤，避免使用刺激性清洁剂。女性患者应从前向后清洗，防止污染。

（2）固定尿管：确保尿管固定稳妥，避免牵拉或扭曲，防止脱落或损伤尿道。使用尿袋固定带将尿袋固定于大腿或小腿处，避免尿袋高于膀胱水平，防止尿液反流。

（3）观察尿液：注意尿液的颜色、量和性状。正常尿液应为淡黄色、清亮。如发现尿液浑浊、有血块或异味，应及时就医。

（4）定期更换尿袋：根据医生建议定期更换尿袋（通常每周更换 1 次）。更换尿袋时注意无菌操作，避免污染。

2）预防感染。

（1）注意手部卫生：护理前后务必洗手，避免细菌传播。

（2）避免污染：尿袋排尿管口不可接触地面或其他污染表面。排空尿袋时避免触碰排尿管口。

（3）饮水管理：鼓励患者多饮水（每天 1500～2000mL），以冲洗膀胱，减少感染风险。

（4）监测感染迹象：如出现发热、尿液浑浊、尿道口红肿、尿痛等症状，应及时就医。

3）活动与休息。

（1）活动指导：鼓励患者适当活动，避免长时间卧床，预防血栓形成。活动时注意固定尿袋，避免牵拉尿管。

（2）休息环境：保持居室清洁、通风，避免感染。

4）饮食护理。

（1）均衡饮食：提供高蛋白质、高维生素、易消化的饮食，促进切口愈合。

（2）多饮水：增加饮水量，保持尿液清亮，减少感染风险。

（3）避免刺激性食物：避免辛辣、油腻食物，以免刺激膀胱。

5）心理护理。

（1）心理支持：理解患者的焦虑和不适，给予情感支持。

（2）健康教育：向患者及其家属讲解尿管护理的重要性，增强自我护理能力。

6）并发症预防与观察。

（1）尿路感染：注意观察尿液性状、颜色，发现异常及时就医。

（2）尿管堵塞：如发现尿量突然减少或无尿，可能是尿管堵塞，需及时处理。

（3）膀胱痉挛：如患者出现下腹疼痛或小便急促感，可能是膀胱痉挛，需咨询医生。

7）拔管指导。

（1）拔管时间：根据医生建议，通常在术后1～2周拔除尿管。

（2）拔管后观察：拔管后观察患者排尿情况，如出现排尿困难、尿潴留等症状，需及时就医。

8）随访及观察。

（1）定期随访：按医生要求定期随访，评估恢复情况。

（2）记录尿量：出院后每天记录尿量，发现异常及时就医。

3. 健康教育。

1）休息3个月，禁盆浴、性生活、重体力劳动3个月。

2）出院1个月内如有发热（>37.5℃）、切口异常、阴道大量出血或脓性分泌物、腹痛等不适请及时就诊。腹部轻微疼痛及阴道少许血性分泌物属正常现象。

3）保持切口敷料干燥，1周后自行拆除。

4）妇科门诊随访宫颈HPV感染，必要时进一步治疗。

5）术后3周取尿管。

6）术后1个月门诊复查，术后第1年每3个月门诊复查1次。复查时带出院记录及病理报告。

二、病例2：宫颈低分化鳞状细胞癌

患者，女性，55岁，已婚。入院生命体征正常，身高154cm，体重54kg。

（一）病情概述

1. 主诉：性生活后阴道流血 5^+ 月，发现宫颈病变 1^+ 月。

2. 现病史：患者 5^+ 月前，性生活后出现后阴道流血，量少，色鲜红，无异味，无尿频、尿急、尿痛、血尿，无肛门坠胀感，未引起重视，未就医。2^+ 月前，患者性生活后再次出现阴道流血，量较前明显增多，约 1 张日用卫生巾，色鲜红，无异味，无尿频、尿急、尿痛、血尿，无黑便、血便，无肛门坠胀感。到外院就诊，妇科彩超提示宫颈前后唇回声减低、欠均匀，请结合临床；子宫后壁弱回声结节，小肌瘤（FIGO 4 型）。阴道镜检查示 HSIL，建议宫颈活检＋子宫内膜诊刮术。HPV－16 阳性。宫颈活检及宫颈管搔刮组织病理学检查：〈宫颈〉低分化鳞状细胞癌，局部伴腺样分化。〈宫颈管〉低分化鳞状细胞癌，局部伴腺样分化。免疫组化结果：P16（＋）、P53（局灶弱＋）、P40（＋）、Ki－67（＋，40%）、CK8/18（局灶＋）、Muc－6（－）、雌激素受体（estrogen receptor，ER）/孕激素受体（progesterone receptor，PR）（－）。患者为求进一步治疗，到我院妇科门诊就诊。门诊查体见宫颈肥大，直径 2^+ cm，质硬，呈小火山状，表面呈颗粒样，见血管影，有触血。HC2 阳性。腹盆腔 CT（平扫＋增强）：①宫颈增大，强化密度不均匀，宫颈膀胱三角和宫颈直肠三角脂肪间隙模糊，宫旁脂肪密度稍模糊，血管影增多，请结合临床及 MR 检查；②阴道穹隆及阴道壁显示不清，请结合临床及 MR 检查；③腹主动脉旁、双侧髂总、闭孔血管区淋巴结显示；④双侧附件未见占位，膀胱、直肠未见异常，双侧输尿管未见扩张；⑤肝多发囊肿，左肾囊肿，左肾下极血管平滑肌脂肪瘤可能，肝内胆管轻度扩张，胆囊、胰腺、脾脏、右肾未见异常；⑥L_4～S_1 椎体及附件、L_5/S_1 椎间盘呈术后改变。病理学检查：〈宫颈活检及宫颈管搔刮组织〉均查见低分化癌，结合镜下形态及免疫组化结果，考虑为鳞状细胞癌。免疫组化结果：P16（＋＋＋）、P63（＋＋＋）、P40（＋＋＋）、Ck5/6（＋＋＋）、Syn（－）、CgA（－）、CD56（－）、Ck8（＋＋）、Ck18（＋＋）、Ki－67（阳性率＞80%）。为求进一步诊治收住入院。患者患病以来精神食欲可，睡眠佳，大小便正常，体重无明显下降。

3. 既往史：一般情况良好。患高血压 7^+ 年，自诉最高血压 $140^+/90^+$ mmHg，长期口服苯磺酸氨氯地平片，血压控制满意。7^+ 年前于外院行"腰椎错位手术（内含塑料固定器，具体不详）"，自诉手术经过顺利。4^+ 年前外院行"白内障及黄斑裂孔手术"，自诉手术经过顺利。否认病毒性肝炎、结核或其他传染病史，不能提供详细预防接种史，无过敏史，无外伤史，无输血史，无特殊疾病史。

4. 月经史：初潮年龄 13 岁，月经周期 30 天，经期 5～6 天，已绝经，白带正常。

5. 婚育史：23 岁结婚，配偶体健，无离异、再婚、丧偶史。初次性生活年龄 22 岁，无婚外性伴侣，否认近亲婚配。顺产次数 2，流产次数 1，剖宫产次数 0，宫外孕次数 0，否认葡萄胎，无计划生育措施。

6. 家族史：父亲脑出血已故，母亲已故，3 个姐姐、1 个哥哥均体健，无家族史及遗传病史。

7. 专科查体情况：第二性征女性。已婚已产式。外阴发育正常。阴道通畅，无畸形，黏膜色泽正常，分泌物多，白色稀糊样，无异味。宫颈肥大，直径 2^+ cm，质硬，呈小火山状，表面呈颗粒样病灶，见血管影，有触血，宫颈管内无出血。宫体后位，形态大小正常，质中，表面光滑，无压痛。双侧附件未扪及异常。

8. 初步诊断：宫颈低分化鳞状细胞癌 I B2 期（$T_{1b2}N_0M_0$）、HPV 感染（HPV–16 阳性）、高血压 1 级、白内障术后、腰椎错位术后、肝囊肿、肾囊肿。

9. 术式：全麻下行经腹子宫广泛切除术、经腹双侧输卵管卵巢切除术、经腹盆腔淋巴结清扫术、经腹腹主动脉旁淋巴结取样术、经腹肠粘连松解术、经腹输尿管粘连松解术。

10. 术中情况：手术困难但顺利，麻醉满意。术中患者生命体征平稳。手术失血 600mL。术中未输血。术中输液 3000mL。尿量 200mL，尿色淡黄、清亮，无血凝块。切除标本送病理学检查。未发生手术并发症。术中使用超声刀、百克钳、氩气刀。

11. 术后诊断：宫颈低分化鳞状细胞癌 I B2 期（$T_{1b2}N_0M_0$）、肠粘连、输尿管粘连、HPV 感染（HPV–16 阳性）、高血压 1 级、白内障术后、腰椎错位术后、肝囊肿、肾囊肿。

（二）术后护理

1. 一般护理措施。参见宫颈癌的护理措施。

2. 高血压的护理。

1）健康教育与生活方式干预。

（1）饮食指导：每天盐摄入量控制在 5g 以下，避免腌制食品、加工食品等高盐食物。减少饱和脂肪和胆固醇的摄入，多吃蔬菜、水果、全谷物和低脂乳制品。避免高糖、高热量食物，控制体重。

（2）戒烟限酒：鼓励戒烟，避免二手烟。限制酒精摄入。男性每天不超过 2 杯，女性不超过 1 杯（1 杯约含 14g 酒精）。

（3）适量运动：建议每周进行至少 150 分钟的中等强度有氧运动（如快走、游泳、骑自行车）。避免剧烈运动，运动前后监测血压。

（4）心理调节：帮助患者缓解压力，保持乐观心态，必要时进行心理咨询。

2）药物治疗的护理。

（1）遵医嘱用药：强调按时按量服用降压药物，不可随意停药或调整剂量。向患者解释药物的作用、不良反应及注意事项。

（2）监测不良反应：观察患者是否出现药物不良反应（如干咳、头晕等），及时与医生沟通。

（3）药物依从性：教育患者长期服药的重要性，避免因无症状而忽视治疗。

3）血压监测。

（1）家庭自测血压：指导患者正确使用血压计，定期监测并记录血压。建议每天固定时间测量（如早晨起床后、晚上睡前）。

（2）血压控制目标：一般患者血压控制在 140/90mmHg 以下，合并糖尿病或肾病的患者控制在 130/80mmHg 以下。

（3）异常情况的处理：如发现血压持续升高或波动较大，及时就医。

4）并发症预防。

（1）心血管疾病预防：控制血脂、血糖，定期检查心电图、心脏超声等。

（2）脑卒中预防：注意头晕、头痛、肢体麻木等症状，及时就医。

（3）肾脏保护：定期检查尿常规、肾功能，避免使用肾毒性药物。

（4）眼底病变预防：定期进行眼底检查，发现视力下降及时就医。

5）心理护理。

（1）情绪管理：帮助患者缓解焦虑、紧张情绪，保持心理平衡。

（2）社会支持：鼓励患者家属参与护理，提供情感支持。

6）定期随访。

（1）门诊复查：定期到医院复查血压、血脂、血糖等指标。

（2）治疗方案调整：根据病情变化，及时调整药物或非药物治疗方案。

3. 健康教育。

1）休息3个月，禁盆浴、性生活、重体力劳动6个月。

2）术后1个月以软食为主，加强营养，避免增加腹压的动作，保持大便通畅。保持尿管通畅，每天消毒尿道口2次，每周复查1次尿常规，每3天更换尿袋1次，2周后回医院测残余尿，试取尿管；保持切口敷料干燥，1周后拆线。

3）如有发热（>37.5℃）、切口异常、阴道大量出血或脓性分泌物、腹痛、扪及腹部包块等不适或尿管引流不畅，请及时就诊。腹部轻微疼痛及阴道少许血性分泌物属正常现象。

4）术后1个月门诊复查。术后2年内，每3~4个月门诊复查1次。术后3~5年，每6~12个月门诊复查1次，复查时请带出院记录及病理报告。

5）心内科、眼科、肝胆科、泌尿科随诊。

三、病例3：宫颈鳞状细胞癌ⅢC1r期

患者，女性，48岁，已婚。入院生命体征正常，身高157cm，体重57kg。

（一）病情概述

1. 主诉：间断阴道不规则流血1⁺年。

2. 现病史：患者平素月经规律，1⁺年开始出现间断阴道不规则流血，患者未予以重视。1⁺月前患者于外院就诊，查体见宫颈糜烂、增粗，行宫颈锥切术＋环切术，术后病理学检查示〈宫颈组织〉鳞状细胞癌，遂予紫杉醇＋顺铂化疗1疗程。为求进一步诊治，患者于我院门诊就诊。病理切片会诊见〈宫颈组织〉活检标本，低分化鳞状细胞癌。妇科查体宫颈桶状增粗，见直径4cm重度糜烂状病灶，质硬、稍脆、触血，宫颈管内无出血，三合诊宫旁及韧带未扪及增厚及缩短。盆腹腔CT示宫颈增大，前后径3.4cm，密度及强化不均匀，宫旁脂肪密度稍模糊，血管影增多，左侧宫底韧带稍增厚，请结合临床及MRI增强检查；右侧闭孔区见增大淋巴结，提示转移瘤；腹主动脉

旁、双侧髂总、右侧闭孔血管区及腹股沟区淋巴结显示。考虑宫颈鳞状细胞癌ⅢC1r期。患者为求手术治疗入我科。患者患病来精神食欲可，睡眠佳，大小便正常，体重无明显变化。

3. 既往史：一般情况良好，外院诊断为"贫血"，服用"力蜚能"治疗（具体不详）。否认病毒性肝炎、结核或其他传染病史，预防接种史不详，无过敏史，无外伤史不详，无手术史，无输血史，无其他特殊病史。

4. 月经史：初潮年龄17岁，月经周期30天，经期5～7天，无痛经，经量正常，白带正常。

5. 婚育史：23岁结婚，配偶体健，无离异、再婚、丧偶史。初次性生活年龄23岁，无婚外性伴侣，否认近亲婚配。顺产次数1，流产次数2，剖宫产次数0，宫外孕次数0，否认葡萄胎，无计划生育措施。

6. 家族史：父母健在，兄弟姐妹体健，无家族史及遗传病史。

7. 专科查体情况：第二性征女性，已婚已产式。外阴发育正常。阴道通畅，无畸形，黏膜色泽正常，分泌物多，白色稀糊样，无异味。宫颈桶状增粗，见直径4cm重度糜烂状病灶，质硬、稍脆、触血，宫颈管内无出血。宫体前位，形态大小正常，质中，表面光滑，无压痛。双侧附件未扪及异常。三合诊宫旁及韧带未扪及增厚及缩短。

8. 初步诊断：宫颈鳞状细胞癌ⅢC1r期。

9. 术式：全麻下经腹子宫广泛性切除术、经腹双侧输卵管卵巢切除术、经腹盆腔淋巴结清扫术、经腹腹主动脉旁淋巴结取样术、经腹肠粘连松解术、经腹输尿管粘连松解术。

10. 术中情况：手术困难但顺利，麻醉满意，术中患者生命体征平稳。充气顺利。置观察镜顺利，置操作镜顺利。手术失血量1000mL，术中未输血，术中输液3000mL。尿量400mL，尿色淡红，无血凝块。切除标本送病理学检查。未发生手术并发症。术中使用超声刀、百克钳、氩气刀。

11. 术后诊断：宫颈鳞状细胞癌ⅢC1r期、肠粘连、输尿管粘连、宫颈鳞状细胞癌新辅助化疗1次后。

（二）术后护理

1. 一般护理措施。参见宫颈癌的护理措施。

2. 贫血的护理。

1）饮食护理。

（1）缺铁性贫血：增加富含铁的食物，如红肉、动物肝脏、蛋黄、豆类、绿叶蔬菜等。搭配富含维生素C的食物（如柑橘类水果）促进铁吸收。避免与铁吸收抑制剂（如茶、咖啡、牛奶）同时食用。

（2）巨幼细胞贫血：增加富含维生素B_{12}和叶酸的食物，如动物肝脏、鱼类、蛋类、乳制品、绿叶蔬菜等。

（3）均衡饮食：提供高蛋白质、高热量、富含维生素和矿物质的饮食，改善营养状况。

2）药物治疗的护理。

（1）铁剂：口服铁剂时，建议饭后服用以减少胃肠道刺激。避免与抗酸药、钙剂同服，以免影响吸收。注意观察不良反应（如便秘）。

（2）维生素B_{12}和叶酸：遵医嘱注射维生素B_{12}、口服叶酸，注意观察疗效和不良反应。

（3）其他药物：如为溶血性贫血或再生障碍性贫血，需遵医嘱使用激素或免疫抑制剂。

3）活动与休息。

（1）适度活动：根据患者体力状况，制订适度的活动计划，避免过度劳累。

（2）保证休息：提供安静、舒适的休息环境，确保充足睡眠。

（3）预防跌倒：贫血患者易出现头晕、乏力，需注意安全，避免跌倒。

4）并发症预防。

（1）感染预防：贫血患者免疫力较低，需注意个人卫生，避免感染。

（2）心功能监测：严重贫血可能导致心脏负担加重，需密切观察心率、呼吸等指标。

（3）出血预防：对于血小板减少的患者，避免碰撞和外伤，防止出血。

5）输血的护理。

（1）输血观察：输血过程中密切观察患者反应，如出现发热、寒战、呼吸困难等输血反应，立即停止输血并处理。

（2）输血后护理：输血后监测血红蛋白水平，评估疗效。

6）健康教育。

（1）疾病知识：向患者及其家属讲解贫血的病因、治疗及预防措施。

（2）自我管理：指导患者正确服药、合理饮食、定期复查。

（3）随访计划：强调定期随访的重要性，监测贫血改善情况。

3. 健康教育。

1）休息3个月，禁盆浴、性生活、重体力劳动3个月。

2）术后1个月以软食为主，加强营养，避免增加腹压的动作，保持大便通畅。保持尿管通畅，每天消毒尿道口2次，每周复查1次尿常规，每3天更换尿袋1次。2周后回医院测残余尿，试取尿管；保持切口敷料干燥，1周后拆线。

3）如有发热（>37.5℃）、切口异常、阴道大量出血或脓性分泌物、腹痛、扪及腹部包块等不适或尿管引流不畅，请及时就诊。腹部轻微疼痛及阴道少许血性分泌物属正常现象。

4）及时妇科肿瘤放化疗科门诊就诊，尽早预约放化疗。

5）术后1个月门诊复查，术后2年内每3~4个月门诊复查1次，术后3~5年每6~12个月门诊复查1次。

第四章　子宫内膜癌

第一节 疾病概述

子宫内膜癌（endometrial carcinoma，EC）又称子宫体癌，是发生于子宫内膜的一组上皮恶性肿瘤，以源于子宫内膜腺体的腺癌最常见。子宫内膜癌为女性生殖道常见三大恶性肿瘤之一。子宫内膜癌可分为雌激素依赖型（Ⅰ型）和非雌激素依赖型（Ⅱ型）。

一、流行病学

子宫内膜癌多好发于围绝经期及绝经后女性，平均发病年龄为 55 岁。近年来，我国子宫内膜癌发病逐渐趋于年轻化，25％发生于绝经前，其中 3％～14％的患者发生于 40 岁之前。子宫内膜癌患者数约占女性恶性肿瘤患者总数的 7％，占女性生殖道恶性肿瘤患者总数的 20％～30％，且近年来其发病率有上升趋势。

二、病因

（一）年龄

流行病学调查显示，绝经年龄>52 岁者子宫内膜癌的危险性是 45 岁以前绝经者的 1.5～2.5 倍。这可能是因为晚绝经者在绝经后几年并无排卵，只是延长了雌激素作用时间。

（二）月经与婚育情况

月经初潮年龄≤12 岁，是子宫内膜癌的高危因素。初潮晚（初潮延迟）对子宫内膜有保护作用，尤其是对绝经前女性，初潮晚可使子宫内膜癌的危险性减少 50％。这是因为初潮晚可以减少雌激素对子宫内膜持续性的刺激作用。另外，月经不规律、绝经年龄晚及经量紊乱也同样会增加子宫内膜癌的发病风险。

有研究显示，子宫内膜癌的发生与首次妊娠年龄、妊娠次数及分娩次数的增加无明显相关性，而未生育女性的发病风险较有孕产史者更高。这可能与子宫内膜缺乏孕激素的保护，长时间受雌激素刺激有关。

（三）肥胖、高血压与糖尿病

肥胖、高血压与糖尿病被认为是子宫内膜癌的三联征，是子宫内膜癌的相关危险因素。研究表明，BMI 增高可增加患子宫内膜癌的风险，其中 BMI＞29kg/m² 的女性，较 BMI＜23kg/m² 的女性发生子宫内膜癌的危险性高 3 倍。脂肪过多将增加雌激素的储存量，血浆中也会有更多的雄烯二酮转化为雌酮，而雌激素和雌酮是子宫内膜癌的致癌因子或促癌因子。肥胖女性也更有可能存在肥胖相关并发症，使她们的围手术期风险更高。研究显示，一旦诊断为子宫内膜癌，肥胖可能会使临床治疗策略复杂化。

肥胖、高血压与糖尿病也会进一步诱发其他代谢性疾病，进而影响子宫内膜癌的转归。

（四）吸烟与饮酒

有研究认为，吸烟与子宫内膜癌的发病无明显相关性，需要进一步通过大样本的人群研究来确定。饮酒已被确认为是子宫内膜癌的重要危险因素之一。饮酒后循环内的高酒精水平可提高雌激素水平，进而降低孕激素水平，诱发子宫内膜癌。

（五）多囊卵巢综合征

在 40 岁以下的子宫内膜癌患者中，有 19％～25％患有多囊卵巢综合征。多囊卵巢综合征患者的卵巢滤泡持续时间长，但不能发育成熟进而排卵，使子宫内膜处于持续的雌激素刺激之下，缺乏孕激素的调节和周期性内膜脱落，导致子宫内膜发生增生改变。多囊卵巢综合征患者发生子宫内膜癌的可能性是正常月经同龄女性的 4 倍。

（六）产生雌激素的卵巢肿瘤

例如颗粒细胞瘤和卵泡膜细胞瘤，约 25％的卵泡膜细胞瘤患者并发子宫内膜癌。

三、病理分期

肿瘤的病理分期对治疗方案的选择、患者预后转归具有重要意义。子宫内膜癌分期诊断的"金标准"与病变累及范围相关，也是评估肿瘤病灶能否彻底清除和术后患者生存情况的标准。

子宫内膜癌的手术病理分期见表 4－1。

表 4－1　**子宫内膜癌的手术病理分期**（FIGO，2023）

分期	肿瘤范围、组织学表现
Ⅰ	局限于子宫体和卵巢
Ⅰ A	非侵袭性组织学类型（即低级别 EEC），局限于子宫内膜，侵犯肌层＜1/2，无或局灶性 LVSI
Ⅰ A1	低级别 EEC 局限于子宫内膜
Ⅰ A2	低级别 EEC 侵犯肌层＜1/2，无或局灶性 LVSI
Ⅰ A3	低级别 EEC 局限于子宫和单侧卵巢内
Ⅰ B	非侵袭性组织学类型（即低级别 EEC）侵犯肌层≥1/2，无或局灶性 LVSI

分期	肿瘤范围、组织学表现
ⅠC	侵袭性组织学类型局限于内膜息肉或局限于子宫内膜
Ⅱ	侵犯子宫颈间质但无子宫外延伸，或伴大量的 LVSI，或侵袭性组织学类型伴肌层侵犯
ⅡA	非侵袭性组织学类型，侵犯子宫颈间质
ⅡB	非侵袭性组织学类型，伴大量 LVSI
ⅡC	侵袭性组织学类型，累及任何子宫肌层
Ⅲ	任何组织学亚型肿瘤的局部和（或）区域扩散
ⅢA	直接侵犯或转移至浆膜和（或）附件
ⅢA1	扩散至卵巢或输卵管（符合ⅠA3期标准除外）
ⅢA2	累及子宫浆膜下层或通过子宫浆膜扩散
ⅢB	转移或直接扩散到阴道和（或）宫旁或盆腔腹膜
ⅢB1	转移或直接扩散到阴道和（或）宫旁
ⅢB2	转移到盆腔腹膜
ⅢC	转移到盆腔或腹主动脉旁淋巴结，或同时转移
ⅢC1	转移到盆腔淋巴结
ⅢC1 i	微转移
ⅢC1 ii	宏转移
ⅢC2	转移到腹主动脉旁淋巴结，伴或不伴盆腔淋巴结转移
ⅢC2 i	微转移
ⅢC2 ii	宏转移
Ⅳ	扩散到膀胱黏膜和（或）小肠黏膜和（或）远处转移
ⅣA	侵犯膀胱黏膜和（或）小肠/直肠黏膜
ⅣB	盆腔外的腹腔腹膜转移
ⅣC	远处转移，包括转移到肾血管上方的任何腹腔外或腹腔内的淋巴结、肺、肝脑或骨

注：EEC，endometrial endometrioid carcinoma，子宫内膜样癌；LVSI，lymph－vascular space invasion，淋巴血管间隙浸润。

四、临床表现

极早期患者可无明显症状，仅在普查或妇科检查时偶然发现。常见症状及体征如下。

（一）症状

1. 出血：不规则阴道流血是子宫内膜癌的主要症状，常为少量至中等量的出血。年轻女性或围绝经期女性常误认为是月经不调而忽视这一情况。绝经后女性多表现为持续性或间断性阴道流血。部分患者仅表现为绝经后少量阴道血性分泌物。晚期患者在出血中可能混有烂肉样组织。

2. 阴道排液：部分患者有不同程度的阴道排液。在早期可表现为稀薄的白色分泌物或少量血性白带，若合并感染或癌灶坏死，可有脓性分泌物伴有异味。

3. 下腹疼痛：癌灶及其引发的出血或感染可刺激子宫收缩，引起阵发性下腹痛。绝经后女性由于宫颈管狭窄导致宫腔分泌物引流不畅，继发感染导致宫腔积脓，患者可出现严重下腹痛伴发热。晚期癌组织浸润穿透子宫全层，或侵犯子宫旁结缔组织、宫颈旁韧带、膀胱、肠管，或浸润压迫盆壁组织或神经时可引起持续性、逐渐加重的疼痛，可同时伴腰骶痛或向同侧下肢放射。

4. 腹部包块：早期子宫内膜癌一般不可触及腹部包块。若子宫内膜癌合并较大子宫肌瘤，或晚期发生宫腔积脓、转移到盆腹腔形成巨大包块（如卵巢转移时），可在腹部触及包块，一般为实性，活动度欠佳，可伴有触痛。

5. 其他：晚期病灶浸润压迫髂血管可引起同侧下肢水肿、疼痛；病灶浸润压迫输尿管可引起同侧肾盂、输尿管积水，甚至导致肾萎缩；持续出血可导致继发贫血；长期肿瘤消耗可导致消瘦、发热、恶病质等全身衰竭表现。

（二）体征

1. 全身表现：早期患者可无临床症状。大部分患者同时合并肥胖、高血压和（或）糖尿病，长期出血患者可继发贫血，合并宫腔积脓者可有发热，晚期患者可出现腹部包块、下肢水肿或恶病质状态。晚期患者可于锁骨上、腹股沟等处触及肿大或融合的淋巴结等转移灶。

2. 妇科检查：早期患者常无明显异常。宫颈常无特殊改变，若癌灶脱落，有时可见癌组织从宫颈口脱出。子宫可正常或大于相应年龄，合并肌瘤或宫腔积脓时，子宫可增大。晚期宫旁转移时子宫固定不动。有卵巢转移或合并分泌雌激素的卵巢肿瘤时，可触及卵巢增大。

五、辅助检查

辅助检查包括分段诊断性刮宫、细胞学检查、宫腔镜检查、盆腔B超检查等。

1. 分段诊断性刮宫：确诊子宫内膜癌最常用、最可靠的方法。先刮宫颈管，后依次刮取子宫体各部的内膜组织，标本分瓶做好标记，一并送病理学检查。

2. 细胞学检查：采用特制的宫腔吸管或宫腔刷放入宫腔，取分泌物进行细胞学检查，阳性率可达90%，是筛查子宫内膜癌的方法之一。怀疑有子宫外转移者，血清CA125值会升高，也可作为疗效观察的指标。

3. 宫腔镜检查：可直接观察子宫内膜病灶的部位、范围及生长情况，并在直视下取可疑组织送病理学检查。

4. 盆腔B超检查：典型的子宫内膜癌表现为子宫增大或大于绝经年龄子宫，宫腔内见实性不均质的回声区，形态不规则，宫腔线消失，同时可了解病灶大小、周围浸润情况等。

5. 其他：淋巴造影、CT、MRI 及血清 CA125 检查，可用于临床分期。

六、治疗

处理原则：根据病情及患者情况决定治疗方案。治疗方法包括手术、放疗和药物治疗，可单一或联合治疗。

1. 手术：子宫内膜癌最主要的治疗方法。对于早期患者，手术目的是病理分期，准确判断病变范围及预后相关，切除病变的子宫和可能存在的转移病灶，决定术后辅助治疗的选择。

2. 放疗：单纯放疗仅适用于年老体弱者，或有严重合并症不能耐受手术或禁忌手术者，以及晚期不宜手术者。放疗分为腔内照射及体外照射两种。术前放疗以腔内照射为主，术后辅助放疗在临床应用较多。目前放疗多与化疗联合应用以增敏，又称为放化疗。

3. 化疗：很少单独应用于子宫内膜癌的治疗，多用于特殊类型的子宫内膜癌，如浆液性子宫内膜癌、透明细胞癌等；或复发病例、具有复发高危因素的术后患者，如G3、ER/PR 阴性者。主要化疗药物有铂类、紫杉醇及阿霉素类。目前多采用联合化疗，化疗方案有 AP（阿霉素类＋铂类）、TP（紫杉醇＋铂类）、TAP（紫杉醇＋阿霉素类＋铂类）等。

4. 孕激素治疗：对于晚期或复发不能手术切除者，或年轻、早期、要求保留生育能力的患者，可考虑大剂量、高效、长期使用孕激素治疗，具有一定的疗效。目前尚无公认的孕激素治疗方案，常用药物有醋酸甲羟孕酮和乙酸孕酮。孕激素治疗禁忌证包括肝肾功能不全、严重心功能不全、血栓病史、糖尿病、精神抑郁、对孕激素过敏、脑膜瘤等。

5. 中医药治疗：手术和放化疗后可给予中医药治疗，以固本扶正，提高患者的机体免疫力。

七、护理评估

（一）健康史

询问病史时，应重视患者有无子宫内膜癌的高危因素，如老年、肥胖、高血压、糖尿病、不育不孕、绝经期推迟等，是否长期使用雌激素治疗，药物名称、剂量、用法、效果等。询问患者有无肿瘤病史或家族史，尤其近亲属中是否有乳腺癌、子宫内膜癌等肿瘤病史。对绝经后阴道流血、围绝经期月经紊乱者应高度重视。

（二）一般情况

评估患者一般情况，有无消瘦、恶病质等合并症的表现及其程度；详细了解患者的月经史、阴道流血、阴道排液等情况。

（三）心理－社会评估

患者主要存在焦虑、恐惧，对各种检查不熟悉，对检查结果担忧，对检查中的不适感到恐惧，以及得知肿瘤诊断的绝望心理。同时患者多为老年人，若同时伴有其他老年性疾病，以及担心连累子女，多表现出精神紧张、不安、悲观、无助、放弃治疗等心理。

八、护理措施

（一）一般护理

1. 病房环境：提供温馨、整洁、安静的病房环境，集中医疗护理操作，减少夜间医源性干扰，为患者创造舒适的睡眠环境。

2. 饮食：鼓励患者进食高蛋白质、高热量、高维生素、富含微量元素的食物，必要时遵医嘱静脉补充营养，提高身体抵抗力。

3. 休息及卫生：多卧床休息，阴道流液多时，取半卧位。每天早晚可用流动温水清洗外阴，必要时遵医嘱使用碘伏清洗外阴，保持外阴清洁干燥。可采用音乐疗法等技巧促进睡眠，必要时遵医嘱使用镇静药物，保证每天 7~8 小时的睡眠时间。

（二）心理护理

1. 环境介绍：患者入院后，主动积极地向患者介绍主管医生及责任护士，带领患者及其家属熟悉病房环境，减轻患者的不安感，使其尽量适应并融入环境。

2. 疾病相关知识宣教：应有计划地向患者介绍疾病相关知识，使患者及其家属对疾病有清晰认识，从而增强战胜疾病的信心。同时耐心、细心地解答患者及其家属提出的问题。

3. 心理疏导：根据患者具体情况给予针对性的心理疏导，缓解患者紧张、恐惧等情绪，帮助患者保持良好的心态去面对接下来的治疗。

4. 社会及家庭支持：可通过引导患者之间相互关心、经常沟通，鼓励家人多陪伴、增加亲情关爱，减轻患者的紧张、焦虑、恐惧等心理状态。

（三）围手术期护理

1. 术前护理。
1) 饮食：术前 3 天开始进食少渣半流质饮食，术前 8 小时禁食禁饮。
2) 术前准备：术前每晚清洁外阴，必要时遵医嘱用药，保持外阴清洁干燥。遵医嘱备皮，清洁脐部，修剪指甲，做好个人卫生。
3) 其他：告知患者若有咳嗽、咳痰等感冒症状，及时通知医护人员。
2. 术后护理。
1) 密切观察生命体征：观察患者各项生命体征变化，进行多功能心电监护，监测患者呼吸、意识、脉搏、体温、血压、血氧饱和度等，必要时给予吸氧，如有异常及时向医生汇报并处理。

2）预防切口感染：保持敷料干燥、清洁，若敷料浸湿或污染，及时向医生汇报并更换敷料，遵医嘱静脉补充能量、使用抗生素预防感染。

3）饮食：一般术后 6 小时可进食流质饮食，如温水、无油的汤类等，特殊情况需禁食禁饮则遵医嘱进行。待肠蠕动恢复、肛门排气后可进食半流质饮食，如各种粥类、米糊、藕粉等，循序渐进，逐步过渡至正常饮食，推荐高蛋白质、富含维生素、易消化的饮食。禁食牛奶、豆类及含糖食物，以避免产气过多加重腹胀。

4）引流管护理：

（1）将引流袋妥善固定在床边或放置在床上，避免折叠或受压。

（2）引流管做好标记，翻身活动时注意引流管的位置，防止引流管脱出或移位。

（3）严密观察引流管是否通畅，同时观察引流液的性质、数量及颜色，及时倾倒并记录，若有异常及时向医生汇报并处理。

5）尿管护理：术后留置尿管时间一般为 2～10 天。留置尿管期间，每天行外阴擦洗以清洁消毒尿道口，每晚用温水清洁外阴，预防尿路感染。并注意观察尿液的性质、颜色及尿量，避免尿管受压扭曲，保持尿管的通畅性。下床活动时，协助患者将尿袋固定在低于会阴部的位置，以防尿液逆流或尿管脱出。嘱患者多饮水，每天饮水量在 2000mL 以上。

6）休息与活动：子宫内膜癌手术时间长、范围广，手术切口会给患者带来较大疼痛。可通过转移注意力减轻疼痛，必要时遵医嘱使用镇痛药，并注意观察药物的不良反应。术后 24 小时内一般卧床休息，可在床上进行翻身活动及四肢运动，以促进肛门排气。24 小时后根据患者情况评估能否下床活动，下床活动时须有人陪护。

7）预防下肢静脉血栓形成：由于手术时间长及术后卧床等因素，患者下肢血流速度缓慢，血液处于高凝状态，易形成下肢静脉血栓。术后需督促患者进行主动或被动肢体活动，必要时测量双下肢皮温和腿围并记录，以监测有无肿胀。遵医嘱给予低分子量肝素皮下注射，保持皮肤干燥清洁。尽早协助患者下床活动。若患者出现站立后下肢沉重、胀痛不适、知觉减退等，应警惕下肢深静脉血栓形成，立即向医生汇报并及时处理。

8）个人卫生：在做好会阴部卫生的同时，也要做好洗漱、擦身、口腔等基础卫生。

第二节 典型病例

一、病例 1：子宫内膜腺癌ⅠA2 期

患者，女性，53 岁，已婚。入院生命体征正常，身高 153cm，体重 73kg。

（一）病情概述

1. 主诉：异常子宫出血 2 个月，发现内膜病变 1 周。

2. 现病史：患者既往月经规律。2 个月前，患者停经 6 个月后出现阴道流血，少于既往经量，呈暗红色，阴道流血淋漓不尽持续 1^+ 月，前往我院就诊。阴道彩超示宫内膜回声欠均匀。HPV 检测阴性。宫颈细胞学检查提示查见非典型腺细胞，倾向肿瘤。病理学检查示〈宫内组织〉子宫内膜复杂性非典型性增生；〈宫颈口活检组织〉慢性宫颈炎。脱落细胞学检查示〈宫颈管涂片〉查见非典型腺上皮细胞，倾向宫内膜来源。患者无畏寒、发热、恶心、呕吐、腹痛、腹胀、尿频、尿急、尿痛等不适。自患病以来，患者精神食欲可，睡眠可，大小便正常，体重无明显变化。

3. 既往史：一般情况良好，否认病毒性肝炎、结核或其他传染病史，预防接种史不详，无过敏史，无外伤史。27^+ 年前外院行剖宫产术 1 次。无输血史，无其他特殊病史。

4. 月经史：初潮年龄 12 岁，月经周期 28～30 天，经期 7 天，轻度痛经，经量正常，白带正常。

5. 婚育史：适龄结婚，配偶体健，无离异、再婚、丧偶史。初次性生活年龄不详，无婚外性伴侣，否认近亲婚配。顺产次数 0，流产次数 0，剖宫产次数 1，宫外孕次数 0，否认葡萄胎，无计划生育措施。

6. 专科查体情况：第二性征女性，已婚未产式。外阴发育正常。阴道通畅，无畸形，黏膜色泽正常，分泌物多，白色稀糊样，无异味。宫颈不肥大，光滑，少许触血，宫颈管内无出血。宫体前位，形态大小正常，质中，表面光滑，无压痛。双侧附件未扪及异常。

7. 初步诊断：子宫内膜非典型增生、肥胖、1 次腹部手术史。

8. 术式：全麻下腹腔镜下子宫全切术、双侧输卵管卵巢切除术、盆腔淋巴结清扫术、肠粘连松解术、输尿管粘连松解术、诊断性刮宫术、膀胱灌注术。

9. 术中情况：手术顺利，麻醉满意，术中患者生命体征平稳。充气顺利，置观察镜顺利，置操作镜顺利。手术失血量 150mL，术中未输血，输液 2000mL。尿量 100mL，尿色淡黄、清亮，无血凝块。切除标本送病理学检查。未发生手术并发症。手术结束后安返病房，予补液治疗，严密观察生命体征、切口、阴道流血、尿量等情况。

10. 术后诊断：子宫内膜腺癌 ⅠA2 期、肠粘连、输尿管粘连、肥胖、2 次腹部手术史。

（二）术后护理

1. 一般护理。参见子宫内膜癌的护理措施。

2. 肥胖的护理。

1）饮食指导：以清淡、易消化、高蛋白质、高维生素食物为主，多食新鲜水果及蔬菜，避免辛辣、油腻、高脂、高糖等食物。多饮水，每天饮水量达 2000mL，充足的水分有助于控制食欲、加速新陈代谢。

2）休息与活动：适度运动，以慢跑、散步、瑜伽等运动为宜，规律作息，减少熬夜，控制体重。

3）心理护理：积极与患者沟通，减轻焦虑、紧张等情绪，减轻精神压力。

3. 健康教育。

1）休息3个月，禁盆浴、性生活、重体力劳动3个月。活动量根据恢复情况确定，以身体能接受的程度为宜。

2）术后1个月以软食为主，加强营养，避免增加腹压的动作。同时注意控制体重，饮食以高蛋白质、高维生素、易消化食物为主，少食多餐，保持大便通畅。

3）保持切口敷料干燥，1周后自行拆除切口敷料。

4）如有发热（>37.5℃）、切口异常、阴道大量出血或脓性分泌物、腹痛、扪及腹部包块等不适，请及时就诊。腹部轻微疼痛及阴道少许血性分泌物属正常现象。

5）出院后1个月复查。术后2年内，每3~4个月复查1次。术后3~5年，每6~12个月复查1次。

二、病例2：中-高分化子宫内膜样腺癌

患者，女性，54岁，已婚。入院血压137/92mmHg，身高160cm，体重88kg。

（一）病情概述

1. 主诉：阴道少量不规则流血1+年。

2. 现病史：患者1+年前无明显诱因出现阴道不规则流血，量少，呈间断性，自述与月经周期无关，无腹痛、腹胀，无异常阴道流液，无大小便习惯改变等不适。未予特殊处理。因症状无明显好转，1+月前就诊，行宫腔镜下取环术+子宫内膜诊刮术，术后病理学检查示〈宫内物〉子宫内膜样癌（FIGO 1级）。阴道超声示子宫前位，宫体大小4.8cm×5.3cm×6.0cm，内膜居中，厚0.45cm（单层），内膜回声欠均匀，宫腔中份查见1.4cm×0.7cm×1.1cm的稍强回声，内探及点状血流信号；左侧壁肌壁间查见直径1.3cm的弱回声结节，周边探及血流信号。宫颈查见数个囊性占位，最大直径1.7cm，囊液清亮，囊壁未探及明显血流信号。双侧附件区未见确切占位。宫颈液基细胞学检查见少许非典型腺上皮细胞。盆腹部增强MRI示宫体占位，宫体后壁中份结合带局部受侵，累及肌层<1/2；宫颈间质环信号未见异常；宫颈纳氏囊肿；双侧附件未见异常信号；双侧闭孔区淋巴结显示，右侧偏大；中腹部腹主动脉旁、双侧髂内外血管旁、腹股沟区未见长大淋巴结；直肠及膀胱壁未见异常；盆腔未见积液；双肾囊肿。病理学会诊示：〈宫内物〉诊刮标本：查见中-高分化子宫内膜样腺癌伴鳞化。患者患病来精神食欲可，睡眠佳，大小便正常，体重无明显变化。

3. 既往史：一般情况良好，否认病毒性肝炎、结核或其他传染病史，疫苗接种史不详，无过敏史，无外伤史。1+月前行宫腔镜下取环术+子宫内膜诊刮术；4+年前因"甲状腺癌"行左侧甲状腺切除术，自述术后病理学检查示"甲状腺乳头状癌"，现规律口服左甲状腺素钠治疗，定期随诊。无输血史，余无特殊病史。

4. 月经史：初潮年龄 15 岁，月经周期 30~90 天，经期 3~6 天。无痛经，经量正常，白带正常。

5. 婚育史：21 岁结婚，配偶体健，无离异、再婚、丧偶史。初次性生活年龄不详，无婚外性伴侣，否认近亲婚配。顺产次数 1，流产次数 3，剖宫产次数 0，宫外孕次数 0，否认葡萄胎，无计划生育措施。

6. 家族史：父亲因"甲状腺癌"病故，母亲患高血压、糖尿病，兄弟姐妹体健，无其他遗传病史。

7. 专科查体情况：第二性征女性，已婚已产式。外阴未见异常。阴道通畅，无充血。宫颈轻度糜烂，不肥大。宫体前位，常大，活动，质中，无压痛。双侧附件软，无压痛。

8. 辅助检查：四肢静脉超声示右侧小腿肌间静脉增宽伴稍强回声，陈旧性血栓（?）。

9. 术前综合内科会诊记录：患者四肢静脉超声示右侧小腿肌间静脉增宽伴稍强回声，既往有小腿外伤史，现双下肢无水肿及疼痛。综合内科会诊建议：①若患者无抗凝禁忌，予以低分子量肝素抗凝治疗，每次 4000U，每天 1 次。监测血常规、凝血功能，注意观察有无出血征象。②无禁忌且病情允许的情况下，术后早期下床活动。③定期随访肝功能及甲状腺超声。④出院后综合内科门诊随诊。

10. 术前诊断：中－高分化子宫内膜样腺癌ⅠA2 期，子宫肌瘤，宫颈非典型腺上皮细胞，宫颈纳氏囊肿，右侧小腿肌间静脉增宽伴稍强回声，左侧甲状腺癌术后。

11. 术式：全麻下多孔腹腔镜下子宫全切术、多孔腹腔镜下双侧输卵管卵巢切除术、多孔腹腔镜下盆腔粘连松解术、多孔腹腔镜下双侧输尿管粘连松解术、多孔腹腔镜下前哨淋巴结活检术、淋巴结示踪术。

12. 术中情况：手术困难但顺利，麻醉满意，术中患者生命体征平稳。手术失血量 100mL，术中未输血，术中输液 1500mL。尿量 200mL，尿色淡黄、清亮，无血凝块。切除标本送病理学检查。未发生手术并发症。转入 ICU 后予以监护、吸氧、补液，维持酸碱平衡、电解质平衡及出入量平衡等对症支持治疗。患者病情相对稳定，生命体征平稳，暂无活动性出血征象，继续动态观察。

13. 术后诊断：中－高分化子宫内膜样腺癌，小腿肌间静脉增宽伴稍强回声，甲状腺右侧叶结节，左侧甲状腺癌术后，1 次腹部手术史。

（二）术后护理

1. 一般护理。参见子宫内膜癌的护理措施。

2. 下肢静脉血栓形成的护理。

1）症状观察：若双下肢出现肿胀、疼痛、皮温升高、发白等急性期症状，应卧床休息，抬高下肢，并告知医生。

2）休息与活动：不建议绝对卧床休息，可适量活动，避免按摩、挤压双下肢。卧床休息时使用软枕垫高双下肢，促进血液回流。

3）药物治疗：遵医嘱使用低分子量肝素、华法林等抗凝剂，用药期间注意观察有无口腔、鼻腔等部位的自发性出血。患者若出现以上情况应立即停药，并告知医护人员。

4）并发症观察：肺栓塞是静脉血栓形成的最严重的并发症，常见症状为胸痛、呼吸困难、咯血等。指导患者及其家属，若出现以上症状，及时告知医护人员。

3. 健康教育。

1）休息3个月，禁止性生活、盆浴、重体力劳动3个月。

2）保持切口敷料干燥，出院1周后自行拆除切口敷料。

3）如有发热（>37.5℃）、切口异常、阴道大量出血或脓性分泌物、腹痛、扪及腹部包块等不适，请及时就诊。腹部轻微疼痛及阴道少许血性分泌物属正常现象。

4）术后1个月门诊复诊。

5）暂停抗凝治疗，出院后2周内到综合内科门诊随访。

6）甲状腺外科随诊甲状腺右侧叶结节、左侧甲状腺癌术后。

三、病例3：高分化子宫内膜样腺癌

患者，女性，54岁，已婚。入院生命体征正常，身高161cm，体重49kg。

（一）病情概述

1. 主诉：绝经后阴道血性分泌物5个月。

2. 现病史：患者绝经年龄52岁。5个月前无明显诱因出现阴道血性分泌物，淡红色，量少，持续3天左右自行停止，不伴腹痛、腹胀、外阴瘙痒等症状。外院B超检查未见明显异常。1个月前再次出现阴道血性分泌物，色较深，量少。我院行宫腔镜检查，病理科会诊示〈宫内组织、宫颈管组织〉均查见高分化子宫内膜样腺癌。患者无腹痛、腹胀、尿频、尿急、阴道流血流液，本次月经后无性生活。自患病以来，患者精神食欲可，睡眠正常，大小便正常，体重未见明显变化。

3. 既往史：一般情况良好，6年前于我院门诊行子宫内膜诊刮术，术后病理学检查示子宫内膜单纯性增生，未行药物治疗。25年前于我院行剖宫产手术1次。自诉有睡眠障碍，每天需口服艾司唑仑。否认病毒性肝炎、结核或其他传染病史，预防接种史不详，无过敏史，无外伤史，无输血史，无其他特殊病史。

4. 月经史：初潮年龄15岁，月经周期25天，经期5天，绝经年龄52岁。无痛经，经量正常，白带正常。

5. 婚育史：22岁结婚，配偶体健，无离异、再婚、丧偶史。无婚外性伴侣，否认近亲婚配。顺产次数0，流产次数2，剖宫产次数1，宫外孕次数0，否认葡萄胎，无计划生育措施。

6. 专科查体情况：第二性征女性。外阴发育正常。阴道通畅，无畸形，黏膜色泽正常，少量咖啡色分泌物，无异味。宫颈不肥大，光滑，无触血，宫颈管内无出血。宫旁软。宫体后位，形态大小正常，质中，表面光滑，无压痛。双侧附件未扪及异常。

7. 辅助检查：腹部增强MRI示宫内膜不均匀稍增厚，邻近结合带浅肌层少许信号异常，提示宫壁肌层轻度受侵犯（侵犯深度＜1/2 肌层厚度）可能；子宫前壁小肌瘤；宫颈形态未见明确异常；宫旁结构清晰；左侧附件稍厚，有小囊影，右侧附件未见占位；膀胱及直肠未见异常；双肾未见异常；双侧输尿管未见扩张；扫及肝囊肿；腹主动脉旁、双侧髂血管旁及闭孔区未见增大淋巴结；盆腔少量积液。

8．术前诊断：高分化子宫内膜样腺癌ⅠA 期；子宫肌瘤；睡眠障碍；1 次腹部手术史。

9．术式：全麻下行腹腔镜下子宫全切术、腹腔镜下双侧输卵管卵巢切除术、腹腔镜下盆腔淋巴结清扫术、腹腔镜下肠粘连松解术、腹腔镜下输尿管粘连松解术。

10．术中情况：手术顺利，麻醉满意，术中患者生命体征平稳。充气顺利。置观察镜顺利，置操作镜顺利。手术失血量 30mL，术中未输血，输液 1000mL。尿量 200mL，尿色淡黄、清亮，无血凝块。切除标本送病理学检查。未发生手术并发症。手术结束后患者安返病房，予补液治疗，严密观察生命体征、切口、阴道流血、尿量等情况。

11．术后诊断：高分化子宫内膜样腺癌ⅠA 期，子宫肌瘤，肠粘连，输尿管粘连，睡眠障碍，2 次腹部手术史。

（二）术后护理

1．一般护理。参见子宫内膜癌的护理措施。

2．睡眠障碍的护理。

1）环境管理：消除影响睡眠的因素，营造适宜睡眠的环境，保持环境安静、舒适，选择遮光窗帘、耳塞等减少外界干扰，选择舒适柔软的床上用品，改善睡眠质量。

2）饮食指导：睡前避免食用含咖啡因、尼古丁的食物，选择有助于睡眠的食物，如牛奶、香蕉、燕麦等。

3）改善生活方式：睡前避免剧烈运动及情绪激动。白天适度运动锻炼，选择散步、慢跑、游泳等运动方式，适量运动可促进睡眠。睡前可热水泡脚，促进血液循环，改善睡眠质量。

4）心理支持：与患者积极沟通，减轻患者紧张、焦虑等情绪，减轻其精神压力，促进睡眠。

5）必要时遵医嘱使用助眠药物，如地西泮、艾司唑仑等。

3．健康教育。

1）休息 3 个月，禁盆浴、性生活、重体力劳动 3 个月。

2）术后 1 个月以软食为主，加强营养，避免增加腹压的动作，保持大便通畅。

3）保持切口敷料干燥，1 周后自行拆除。

4）如有发热（＞37.5℃）、切口异常、阴道大量出血或脓性分泌物、腹痛、扪及腹部包块等不适，请及时就诊。腹部轻微疼痛及阴道少许血性分泌物属正常现象。

5）术后 1 个月门诊复查。术后 2 年内，每 3～4 个月门诊复查 1 次。术后 3～5 年，每 6～12 个月门诊复查 1 次。

第五章　外阴癌

第一节　疾病概述

外阴癌是发生于女性外阴部皮肤、皮下组织、腺体或尿道、前庭大腺的恶性肿瘤，是由外阴细胞异常增殖导致的恶性病变。这些异常增殖可能是由遗传因素、激素水平变化、HPV 感染、长期炎症刺激或其他慢性疾病引起的。外阴癌包括多种病理类型，以鳞状细胞癌最常见，占 80％以上，其他还有基底细胞癌、佩吉特病、汗腺癌、恶性黑色素瘤，以及来自特殊腺体的腺癌（如前庭大腺癌、尿道旁腺癌）和来自皮下组织的肉瘤（如纤维肉瘤、平滑肌肉瘤、横纹肌肉瘤、血管内瘤和淋巴肉瘤）等。

一、流行病学

（一）发病率

外阴癌在女性生殖道恶性肿瘤中相对少见，但近年来其发病率呈上升趋势。具体发病率因地区、种族、年龄等因素而异，在某些地区或种族，外阴癌的发病率较高，可能与当地的生活习惯、环境因素、遗传背景等因素有关。在女性恶性肿瘤中，外阴癌的占比约为 1.6％，占女性生殖道恶性肿瘤的 3％~5％。然而，不同研究得出的发病率数据可能存在差异，这可能与研究样本、统计方法等因素有关。

（二）年龄分布

外阴癌好发于绝经后的女性，但约有 40％的病例发生在 40 岁以下的女性。发病的平均年龄在不同国家和地区存在差异，国外报道为 65~70 岁，而国内报道为 50~60 岁。这表明外阴癌的发病年龄跨度较大，不同年龄段的女性都有可能患病。

二、病因

外阴癌的病因复杂多样，可能包括以下几种主要因素。这些因素可能单独或共同作用，导致外阴癌的发生。

1. HPV 感染：HPV 通过黏膜传播，某些亚型如 HPV－16 和 HPV－18 与外阴癌的发展密切相关。持续 HPV 感染可能导致细胞异常增殖，进而发展为恶性肿瘤。

2. 外阴表皮内癌前病变：外阴上皮细胞非典型增殖的一种表现形式，如果不及时治疗，可能会发展为外阴癌。

3. 遗传易感性：遗传易感性指个体携带某种基因突变或缺陷，使患某些癌症的风险增加。外阴癌可能与特定基因突变有关，如 *TP53* 和 *PTEN*。

4. 激素水平异常：雌激素和孕激素的失衡可能导致外阴上皮细胞过度增殖，增加癌变风险。调整内分泌平衡有助于降低外阴癌风险。同时需注意，长期使用雌孕激素可能会影响生殖器上皮细胞的生长和分化，增加患外阴癌的风险。

5. 免疫抑制状态：免疫抑制状态削弱了机体对癌变细胞的监视和清除能力，使得癌变风险增加。

6. 长期慢性炎症或刺激：外阴局部长期存在炎症或受到化学物质刺激，会导致细胞 DNA 受损，增加恶变概率。

三、病理分期

外阴癌的临床病理分期标准目前有两种：一种是 FIGO 分期法，另一种是国际抗癌联盟（Union for International Cancer Control，UICC）的 TNM 分期法。这两种分期法各有其优点，均可用于评估肿瘤的扩散程度和制订治疗方案。

外阴癌，特别是外阴鳞状细胞癌，其病理分期多采用 FIGO 分期法（表 5-1）。

表 5-1　外阴癌的病理分期（FIGO，2021）

分　期	定　义
Ⅰ 期	肿瘤局限于外阴
Ⅰ A 期	肿瘤≤2cm 且间质浸润≤1mm
Ⅰ B 期	肿瘤>2cm 或间质浸润>1mm
Ⅱ 期	任意大小的肿瘤，侵及尿道、阴道、肛门下且无淋巴结转移
Ⅲ 期	任意大小的肿瘤，侵及会阴邻近组织结构上部，或伴任意数量非溃疡性淋巴结累及
Ⅲ A 期	任意大小的肿瘤，侵及尿道、阴道、膀胱黏膜、直肠黏膜的上 2/3，或区域淋巴结转移≤5mm
Ⅲ B 期	区域淋巴结转移>5mm
Ⅲ C 期	区域淋巴结转移伴淋巴结被膜外扩散
Ⅳ 期	任意大小的肿瘤，伴骨转移、溃疡性淋巴结转移或远处转移
Ⅳ A 期	盆腔骨转移或区域溃疡性淋巴结转移
Ⅳ B 期	远处转移

四、临床表现

1. 外阴瘙痒。外阴癌患者通常会出现外阴瘙痒的症状，是因为肿瘤细胞刺激周围组织产生炎症反应导致的。瘙痒感主要出现在外阴部，有时会扩散至会阴和肛门周围区域，可能在夜间加重。患者因为瘙痒会不自觉地抓挠，进而造成外阴皮肤破损。

2. 外阴疼痛。疼痛是外阴癌常见的临床表现之一，主要由肿瘤侵犯神经或压迫周围组织引起。疼痛通常表现为钝痛或刺痛，程度不一，严重时会影响患者的生活质量。疼痛可能集中在病变部位，也可能向其他区域放射，如腹股沟或腰部。

3. 外阴肿块。外阴癌会引起局部组织异常增生，形成肿块。肿块可能伴有出血点或坏死区，进一步发展为菜花状或结节状。肿块通常位于大阴唇、小阴唇等处，但也有可能出现在会阴或肛门附近。肿块质地较硬，通常固定于周围组织，移动度差。

4. 外阴溃疡。外阴癌可能导致局部皮肤黏膜坏死脱落，进而形成溃疡。外阴溃疡通常出现在大小阴唇、阴蒂包皮、尿道口周围等处，边缘不规则且可能有渗液。溃疡长久不愈，可能伴有疼痛和出血。

5. 异常阴道分泌物。外阴癌会导致阴道壁受到刺激，从而引起异常分泌物流出。分泌物可能呈白色、血性或黄绿色，质地可以稀薄如水样或稠厚似豆腐渣状。异常分泌物的出现通常与肿瘤的生长和浸润有关。

6. 其他症状。

1）局部烧灼感：外阴可出现灼热感，偶尔伴疼痛。

2）体重下降：外阴癌可能导致患者食欲减退、消化吸收功能减弱，进而影响机体营养状态，此时身体消耗大于摄入，出现体重下降。体重下降往往伴随着乏力、倦怠等全身症状，是病变进展的表现之一。

3）色素沉着或斑块：外阴癌也可能导致外阴色素沉着或者斑块。

4）晚期患者可能出现一侧或双侧腹股沟淋巴结肿大，在腹股沟区域扪及肿块。

5）癌灶增大破溃后，可能压迫尿道或直肠，引起尿频、尿痛、排尿困难、排便困难等症状。

6）阴道流血：肿瘤可能影响正常的血液循环，导致血液从阴道排出。阴道流血可能表现为不规则流血，也可能在受到摩擦刺激时引起破溃而出血。

五、辅助检查

（一）体格检查

体格检查应特别关注外阴区域的异常变化。除了基本的视诊和触诊，还需详细询问患者的症状，如外阴瘙痒、疼痛、出血等，并观察这些症状是否伴随有肿物、溃疡或异常分泌物。检查外阴区域的皮肤、黏膜和皮下组织，以判断是否存在异常增厚、硬化或结节。

（二）影像学检查

1. 超声。

1）二维超声：能够清晰地显示外阴肿物的形态、大小、边界和内部回声情况。通过观察肿物的回声特点，初步判断其是否为实质性肿块，以及是否存在液化或钙化等异常表现。

2）三维超声：在二维超声的基础上，提供更立体的图像，可更准确地评估肿瘤与周围组织的关系，如是否侵犯尿道、阴道、肛门或直肠等器官。

3）彩色多普勒超声：通过观察肿瘤内部的血流情况，评估其血供是否丰富。丰富的血流往往提示肿瘤生长活跃，恶性程度较高。

2. CT。

1）平扫CT：能够显示外阴肿物的形态、大小及与周围组织的关系，判断肿瘤是否侵犯了邻近的骨骼、肌肉或血管等结构。

2）增强CT：注射造影剂观察肿瘤的血供情况，以及是否存在淋巴结转移。增强CT对于肿瘤的分期和制订治疗方案具有重要意义。

3. MRI。

1）T_1加权像：主要用于显示解剖结构，判断肿瘤是否侵犯周围组织或器官。

2）T_2加权像：能够清晰地显示肿瘤的信号强度，有助于区分肿瘤与正常组织。在T_2加权像上，肿瘤往往呈高信号区域。

3）弥散加权成像（diffusion weighted imaging，DWI）：通过评估水分子的扩散情况，反映肿瘤细胞的密度和活跃度。DWI对于判断肿瘤的恶性程度和预后具有重要意义。

（三）病理学检查

1. 活检。

1）局部切除活检：在麻醉下，切除一小块外阴肿物组织进行病理学检查。这是确诊外阴癌的"金标准"。

2）细针穿刺活检：在超声或CT引导下，利用细针穿刺获取组织样本进行病理学检查。这种方法创伤小，但可能存在一定的假阴性率。

2. 阴道细胞学涂片检查。从阴道穹隆或宫颈部位刮取细胞进行涂片检查，有助于确定患者是否伴发阴道肿瘤、宫颈肿瘤或宫体肿瘤等妇科肿瘤。阴道细胞学涂片检查具有操作简便、无创、经济等优点，但其阳性率受多种因素的影响，如采样部位、采样技术等。

（四）实验室检查

1. 血常规。评估患者的红细胞、白细胞、血小板等指标，判断是否存在感染、贫血或血液系统疾病等情况。

2. 尿常规。检查尿液中的红细胞、白细胞、蛋白质等指标，判断是否存在尿路感染或肾脏疾病。

3. 肝功能和肾功能检查。评估患者的肝功能和肾功能，为治疗方案的制订提供依据。肝功能和肾功能异常可能影响药物的代谢和排泄，从而影响治疗效果。

4. 血清肿瘤标志物检查。如CA125、鳞状细胞癌抗原等，虽然特异度不高，但可以作为辅助判断肿瘤性质和进展的参考指标。这些肿瘤标志物的水平变化可能反映肿瘤的生长情况、治疗效果或复发风险。

（五）其他检查

1. 妇科检查：了解外阴肿物或病变的部位、浸润的深度及是否累及尿道、阴道、肛门和直肠等器官。妇科检查是外阴癌诊断中不可或缺的一部分。

2. PET-CT：正电子发射断层扫描（PET）与CT的结合，能够显示肿瘤在体内的代谢活动情况。PET-CT对于评估肿瘤的分期、判断治疗效果和预测复发风险具有重要意义。但需要注意的是，PET-CT的价格较高且存在一定的辐射风险。

六、治疗

治疗方法主要包括手术治疗、放疗和化疗，有时也采用综合治疗的方式，即在手术治疗、放疗或化疗的基础上，辅以生物治疗、内分泌治疗、免疫治疗或中医药治疗等。

七、护理评估

外阴癌的护理评估是一个综合、细致且个性化的过程，旨在全面了解患者的身体状况、心理状态、社会支持情况等多方面信息，以便为患者提供有针对性的护理和治疗。

（一）患者基本信息

1. 年龄：了解患者的年龄，年龄因素可能影响治疗方案的选择和预后。

2. 既往病史：询问患者既往有无外阴瘙痒、外阴赘生物及性传播疾病史，以及是否伴有肥胖、高血压、糖尿病等慢性疾病。

（二）身体状况评估

1. 症状与体征。

1）早期：外阴皮肤局部有结节隆起，伴持续性久治不愈的瘙痒。

2）晚期：癌肿向深部组织浸润，出现明显的持续性疼痛；常见发病部位为大阴唇，晚期癌肿向深部浸润，致基底皮肤发硬，组织脆而易脱落、溃烂。

2. 生命体征、营养状况、睡眠、活动能力、认知与情绪评估。

（三）心理评估

评估患者是否存在焦虑、抑郁等情绪问题。这些问题可能与担心疾病进展、手术效果、术后恢复等有关。通过与患者建立信任关系，了解其心理需求和顾虑，并给予关心和支持。

（四）家庭与社会支持评估

1. 家庭支持：了解家庭成员对患者的关心和支持程度，判断是否存在家庭矛盾或缺乏支持的情况。

2. 社会支持：了解患者的家庭状况，判断家庭成员的支持程度和照顾能力；同时了解患者社会关系网的支持程度，判断其是否有足够的社会支持。社会支持对于患者的康复和预后具有重要意义。

（五）其他评估

1. 经济状况：评估患者的经济状况，了解是否有足够的经济支持来应对治疗费用和生活费用。

2. 疾病的认知程度：了解患者对疾病的认知程度，包括病因、治疗方法和预后等，判断其是否存在误解或恐惧。

八、护理措施

（一）病情观察

1. 定期监测患者的生命体征，如体温、脉搏、呼吸、血压等。
2. 观察切口有无红肿、渗液、出血等异常情况。
3. 注意患者有无尿频、尿急、排尿困难等泌尿系统症状。

（二）疼痛管理

1. 疼痛评估。
1）定期评估患者的疼痛程度，使用疼痛评估量表，如视觉模拟评分法（visual analogue scale，VAS）或数字分级评分法（numerical rating scale，NRS），准确了解患者的疼痛感受。
2）记录疼痛的性质、部位、持续时间及影响因素，以便及时调整护理计划。
2. 疼痛缓解措施。
1）药物镇痛：在医生指导下，合理使用镇痛药，如非甾体类抗炎药（nonsteroidal anti-inflammatory drugs，NSAIDs）、阿片类药物等，确保用药安全有效。
2）物理疗法：如热敷、冷敷、按摩等，可缓解局部疼痛，促进血液循环。
3）心理支持：通过心理疏导、冥想、深呼吸等方式，减轻患者的紧张情绪，缓解疼痛。

（三）一般护理

1. 切口护理：保持切口清洁、干燥是防止切口感染和促进切口愈合的关键。患者出院时往往切口还未完全愈合，仍需定时换药，保持切口清洁。大小便后可用1：5000高锰酸钾溶液冲洗或坐浴。指导患者平卧位休息时，双下肢外展屈膝，膝下垫软枕，以利于外阴部位通风，保持切口干燥。

2. 体位与活动：卧床时间长的患者，应注意勤翻身及活动下肢，预防压疮及下肢血栓形成。在身体允许的情况下，可以早期下床活动，避免长时间卧床引起肠粘连和血栓形成。

3. 保持局部清洁：外阴癌术后可能会有分泌物排出，因此要勤换内裤，保持外阴清洁。每天可用清水清洗外阴，但要避免使用刺激性洗剂，以免影响切口愈合。

4. 禁止性生活：术后恢复期间应禁止性生活，以防止感染或加重病情。

5. 饮食护理：提供高蛋白质、高热量、富含维生素和矿物质的饮食，促进切口愈合和体力恢复。避免辛辣、刺激性食物，以免加重疼痛或影响切口愈合。保持大便通畅，避免便秘引起的不适。

（四）心理护理

1. 心理支持。

1）护士应主动与患者沟通，了解其心理状态，提供情感支持。

2）鼓励患者表达内心的恐惧、焦虑等情绪，通过倾听、安慰等方式减轻其心理负担。

2. 认知干预。

1）向患者讲解外阴癌的相关知识，包括病因、治疗方法、预后等，提高患者的认知水平。

2）纠正患者的错误认知，消除其对疾病的恐惧和焦虑。

3. 社会支持。

1）鼓励患者家属、朋友等社会支持系统参与患者的护理过程，提供物质和精神上的支持。

2）组织患者参加癌症康复小组或支持团体，与病友交流经验，增强患者战胜疾病的信心。

4. 术前指导。对即将进行手术的患者，应详细讲解手术的相关知识，包括手术过程、术后注意事项等，以取得患者的配合，消除其对手术过程及手术效果的忧虑和恐惧。

（五）定期复查与随访

1. 定期复查：外阴癌患者术后应定期进行复查，包括妇科检查、肿瘤标志物检查、影像学检查等，以了解病情的发展情况，便于早期发现、早期处理。一般建议术后 2 年内每 3~6 个月复查 1 次。

2. 随访管理：建立随访制度，对患者进行长期的跟踪管理。通过随访，可以及时发现并处理患者可能出现的问题，提高治疗效果和患者的生活质量。记录随访结果，与医生共同评估病情变化，及时调整治疗方案。

（六）健康教育

1. 疾病知识普及。

1）向患者及其家属普及外阴癌的相关知识，包括病因、症状、治疗方法、预后等。

2）强调早期发现、早期治疗的重要性。

2. 生活方式指导。

1）鼓励患者保持健康的生活方式，如戒烟、限酒、合理膳食、适量运动等。

2）避免接触有害物质，如化学致癌物、放射线等。

3）加强卫生宣传：对女性加强卫生宣传，使其了解外阴癌是可以预防及早期发现的。

4）注意外阴部不适：注意外阴部位的各种不适，如瘙痒、疼痛、破溃、出血、发白、局部黑斑、痣、紫蓝结节等，有症状及时就诊。

5）养成良好的生活习惯：保持外阴清洁干燥，养成良好的卫生习惯。不滥用药物，内裤和卫生用品要干净、舒适。

3. 自我监测与护理。

1）教会患者如何进行自我监测，如观察外阴部有无异常变化。

2）指导患者进行自我护理，如切口清洁、换药等。

第二节　典型病例

一、病例1：外阴高分化鳞状细胞癌合并高血压

患者，女性，67岁。入院血压131/78mmHg，身高152cm，体重50kg。

（一）病情概述

1. 主诉：外阴瘙痒10$^+$年，发现外阴病变23天。

2. 现病史：患者系绝经期女性，10$^+$年前无明显诱因出现外阴瘙痒，呈间断性，不伴外阴疼痛不适，于当地医院就诊，行外阴活检术，术后诊断外阴白斑，予外用药物治疗（具体用药不详），症状好转后自行停药，近10$^+$年上述症状反复发作。2个月前患者自觉外阴瘙痒较前明显加重，伴局部皮肤破溃、渗血及轻微疼痛，无脓液渗出，无尿频、尿急、尿痛，无腹痛、腹胀及腰痛等不适，于我院门诊就诊。1个月前于门诊行外阴活检术，病理学检查示〈外阴〉多系分化型外阴表皮内瘤变（vulvar intraepithelial neoplasm，VIN），可行免疫组化协助诊断；因组织破碎且炎症反应较重，难以明确有无更重病变，建议完整切除病变送检。免疫组化示〈外阴〉查见分化型VIN，因组织表浅、破碎，不排除有更重病变。P53突变型表达、P16（－）、GATA3基底层（－）、SOX-2灶性（＋）、Ki-67阳性率约60%。

3. 既往史：患高血压10$^+$年，血压最高180/80mmHg，现予硝苯地平控释片30mg＋美阿沙坦钾片20mg治疗，自诉血压控制尚可。否认病毒性肝炎、结核或其他传染病史，预防接种史不详，无过敏史，无外伤史。8年前因"急性阑尾炎"行腹腔镜下阑尾切除术，手术顺利。无输血史，无其他特殊病史。

4. 月经史：初潮年龄 15 岁，月经周期 30 天，经期 3 天，绝经年龄 50 岁，无痛经、经量正常，白带正常。

5. 婚育史：24 岁结婚，配偶体健，无离异、再婚、丧偶史。初次性生活年龄不详，无婚外性伴侣，否认近亲婚配。顺产次数 2，流产次数 1，剖宫产次数 0，宫外孕次数 0，否认葡萄胎，无计划生育措施。

6. 家族史：父亲因高血压并发症去世，母亲因乳腺癌去世，无其他家族史及遗传病史。

7. 专科查体情况：第二性征为女性，已婚已产式。外阴发育正常，双侧大阴唇、小阴唇及阴蒂皮肤色素减退、皮肤增厚，伴散在溃疡，左侧大阴唇下份近会阴后联合处可见一大小约 3cm 菜花状组织，质脆。阴道通畅，无畸形，黏膜色泽正常，分泌物不多，白色稀糊样，无异味。宫颈不肥大，光滑，无触血。宫体后位，萎缩，质中，表面光滑，无压痛。双侧附件未扪及异常。

8. 初步诊断：外阴新生物性质待定（分化型 VIN）、外阴癌（?）、高血压、1 次腹部手术史。

9. 术式：全麻下外阴广泛性切除术、经腹双侧腹股沟淋巴结清扫术、外阴整形术、阴道填塞术、淋巴结示踪术。

10. 术中情况：手术顺利，麻醉满意，术中生命体征平稳，无手术并发症。术中切除外阴病变组织并送冰冻切片病理学检查，结果回示〈外阴病变组织（外阴肿瘤〉〉查见高分化鳞状细胞癌，癌巢邻近送检外阴组织基底。

11. 术后诊断：外阴高分化鳞状细胞癌ⅠB期（$T_{1b}N_xM_0$）、高血压、2 次腹部手术史。

（二）术后护理

1. 一般护理。参见外阴癌的护理措施。

2. 外阴癌合并高血压的护理。

1）病情观察与监测。

（1）密切观察患者的症状变化，如外阴部的瘙痒、疼痛、破溃、出血等，以及是否出现转移症状。指导患者定期进行妇科检查和影像学检查，以评估肿瘤的进展情况。

（2）定期监测血压，了解血压波动情况。指导患者家中自备血压计，每天固定时间点测量血压，如早晨、晚上，以便对比近期血压是否有异常的波动。

2）药物与饮食护理。

（1）药物治疗：高血压患者需严格遵医嘱使用降压药物，如硝苯地平、苯磺酸氨氯地平等钙通道阻滞剂，缬沙坦、氯沙坦等血管紧张素Ⅱ受体阻滞剂（ARB）等药物。外阴癌患者应根据病情和医生的建议进行抗肿瘤药物治疗。

（2）饮食护理：提供均衡的饮食，富含蛋白质、维生素和矿物质。增加蔬菜、水果和全谷类食物的摄入，避免辛辣、刺激性食物。同时，要控制盐和水分的摄入，以维持血压的稳定。对于外阴癌患者，应避免食用可能刺激肿瘤生长的食物。

3）生活护理与康复指导。

（1）指导患者养成良好的生活习惯，注意劳逸结合，避免熬夜。根据身体状况选择适合的运动方式，如散步、游泳、打太极拳等，以促进心血管健康、增强肌肉力量和灵活性。但运动强度应因人而异、循序渐进。

（2）保持外阴部的清洁干燥，使用温和的清洁剂清洗，避免使用刺激性洗剂。穿着宽松透气的内裤，避免久坐。

（3）外阴癌术后患者，要保持切口清洁和干燥，定时换药，避免感染。卧床时间长的患者，注意勤翻身及活动下肢，以预防皮肤压疮及下肢血栓形成。

（4）指导患者进行康复训练，如盆底肌肉锻炼等，以提高生活质量。

4）心理支持。

给予患者充分的心理支持，包括倾听、安慰、鼓励等。帮助患者树立战胜疾病的信心，积极配合治疗。家属要对患者可能出现的心理负担给予理解，及时发现患者产生的悲观、抑郁、恐惧、绝望等负面情绪，对患者进行适度、合理的开导。

3. 复查与随访。

1）复查时间：强调定期复查的重要性，告知患者复查的时间和频率，复查的具体项目和检查方法。

2）随访管理：解释随访管理的意义，以及如何进行随访。提供随访期间的饮食、运动和生活护理建议。

二、病例 2：外阴原位癌合并慢性阻塞性肺疾病

患者，女性，71 岁。入院时生命体征平稳，身高 159cm，体重 65kg。

（一）病情概述

1. 主诉：外阴瘙痒 10+ 年，加重 8 个月。

2. 现病史：患者系绝经期女性，10+ 年前患者无明显诱因出现外阴瘙痒，每天出现 2~3 次，自行用盐水冲洗后症状好转，未用药处理。后患者于外院取活检（具体部位不详，自诉无异常，未见报告）并行激光治疗（具体不详）。8 个月前患者自觉症状加重，冲洗时感外阴疼痛，现为求进一步治疗入我院。

3. 既往史：一般情况良好。40+ 年前检查发现乙型肝炎病毒感染，未用药，未规律复查。疫苗接种史不详，对磺胺过敏，无外伤史。17+ 年前外院行腹腔镜下胆囊结石切除术，手术顺利。患者咳嗽 40+ 年，1+ 年前外院诊断慢性阻塞性肺疾病，目前吸入乌美溴铵维兰特罗吸入喷雾剂对症治疗，效果佳。无输血史，无其他特殊病史。

4. 月经史：初潮年龄 14 岁，月经周期 27~28 天，经期 4 天，绝经年龄 48 岁，无痛经，经量正常，白带正常。

5. 婚育史：20 岁结婚，配偶体健，无离异、再婚、丧偶史。初次性生活年龄 20 岁，无婚外性伴侣，否认近亲婚配。顺产次数 5，流产次数 1，剖宫产次数 0，宫外孕次数 0，否认葡萄胎，无计划生育措施。

6. 家族史：父亲已故，具体不详；母亲已故，具体不详；兄弟姐妹体健；无家族

史及遗传病史。

7. 专科查体情况：第二性征为女性，已婚已产式。外阴双侧大阴唇及会阴后联合可见黑褐色丘疹样凸起。阴道通畅，无充血，未见出血、渗液。盆腔未触及异常。

8. 辅助检查：外院标本病理科会诊示〈宫颈 4、6、9、12 点〉多点活检，慢性宫颈及宫颈内膜炎，灶性 CIN Ⅱ、CIN Ⅲ；〈阴道壁左侧中段〉活检组织，慢性炎症，灶性阴道上皮内瘤变（VaIN）Ⅱ、VaIN Ⅲ。外阴活检病理学检查示：〈外阴组织〉广泛 VIN Ⅲ/原位癌。

9. 初步诊断：外阴原位癌、慢性乙型肝炎病毒感染（乙肝小三阳）、慢性阻塞性肺疾病，1 次腹部手术史。

10. 术式：全麻下外阴局部扩大切除术、筋膜组织瓣成形术。

11. 术中情况：手术顺利，麻醉满意，术中生命体征平稳，无手术并发症。消毒皮肤后，取肉眼病灶最明显处，包括会阴后联合组织、左侧小阴唇下方组织、右侧外阴组织送术中冰冻切片病理学检查，检查结果示〈左侧小阴唇下方组织〉送检少许游离鳞状上皮呈乳头状增生伴轻度及中度非典型增生；〈右侧外阴组织〉慢性炎症，VIN Ⅱ 及 VIN Ⅲ；〈会阴后联合组织〉较广泛 VIN Ⅱ 及 VIN Ⅲ/原位癌。切除病灶及病灶内外 0.5cm 组织，取标本内外切缘送冰冻切片病理学检查，检查结果示〈内侧切缘（缝线处为 12 点）〉：〈12-6 点〉VIN Ⅱ 及 VIN Ⅲ/原位癌；〈6-12 点〉灶区 VINI；〈外侧切缘 12-3 点（缝线处为 12 点）〉慢性炎症，灶区 VIN Ⅰ；〈外侧切缘 3-12 点（缝线处为 12 点）〉慢性炎症，VIN Ⅰ 及局灶 VIN Ⅱ。再次切除病灶内外侧缘组织并送术中冰冻切片病理学检查，检查结果示〈外阴内侧切缘 12-6 点〉、〈外阴内侧切缘 6-9 点〉、〈外阴内侧切缘 12-9 点〉、〈外阴外侧切缘 12-3 点〉、〈外阴外侧切缘 3-6 点〉、〈外阴外侧切缘 6-9 点〉、〈外阴外侧切缘 9-12 点〉慢性炎症，均未见确切 VIN 病变累及。切除剩余病灶组织送术后病理学检查。

12. 术后诊断：外阴原位癌、慢性乙型肝炎病毒感染（乙肝小三阳）、慢性阻塞性肺疾病、1 次腹部手术史。

（二）护理

1. 一般护理。
参见外阴癌的护理措施。

2. 慢性阻塞性肺疾病的护理。

1）呼吸道管理：保持呼吸道通畅，协助患者清除呼吸道分泌物，防止痰液阻塞。鼓励患者进行深呼吸、有效咳嗽等胸部物理疗法，促进痰液排出。

2）氧疗：根据病情给予吸氧治疗，改善缺氧症状。

3）呼吸功能锻炼：指导患者进行缩唇呼吸、腹式呼吸等呼吸功能锻炼，提高呼吸肌功能。

4）环境调整：保持室内空气新鲜，温度、湿度适宜，减少刺激性气体的吸入。

3. 乙肝的护理。

1）个人卫生指导：指导患者加强个人卫生意识，防止医源性传播和交叉感染。

  2）病情监测：定期监测肝功能指标，了解病情变化。

  3）饮食调整：提供高蛋白质、高热量、高维生素饮食，避免辛辣刺激性食物，以免加重肝脏负担。

  4）心理支持：给予患者心理支持，减轻其因疾病产生的焦虑和恐惧。

  4. 健康教育。

  1）外阴癌宣教。

  （1）保持外阴清洁，穿全棉内裤，避免使用刺激性强的洗剂。

  （2）均衡饮食，多吃蔬菜水果，少吃高脂肪、高糖食物。

  （3）适当运动，如散步、瑜伽等，以提高身体素质和免疫力。

  2）心理调适。

  （1）保持乐观心态，积极面对疾病。

  （2）学会放松，通过深呼吸、冥想等方式缓解紧张情绪。

  （3）寻求家人和朋友的支持，共同面对疾病。

  3）乙肝宣教。

  （1）病因与发病机制：乙肝是由乙型肝炎病毒感染引起的一种传染病。

  （2）症状与体征：乙肝患者可能出现乏力、食欲减退、恶心、呕吐、黄疸等症状。

  （3）诊断与治疗：通过血液检查进行诊断。治疗方式包括抗病毒治疗、保肝治疗等。

  （4）生活方式调整：养成良好的作息习惯，早睡早起，避免熬夜和过度劳累。戒烟戒酒，乙醇对肝细胞膜和肝线粒体都有直接毒害作用，烟草中的尼古丁会使血管收缩，导致肝血供降低，从而影响肝脏获取的营养成分。均衡饮食，适当补充蛋白质，多吃新鲜的蔬菜、水果、肉类等食物。

  （5）合理用药：在医生指导下使用抗病毒药物和保肝药物。不要随意更改药物剂量或停药。

  4）慢性阻塞性肺疾病宣教。

  （1）病因与发病机制：吸烟、感染、空气污染、职业性粉尘和化学物质等都是慢性阻塞性肺疾病的发病因素。

  （2）症状与体征：慢性阻塞性肺疾病患者可能出现慢性咳嗽、咳痰、气短或呼吸困难、喘息和胸闷等症状。

  （3）诊断与治疗：通过肺功能检查进行诊断。治疗方式包括戒烟、药物治疗、家庭氧疗、呼吸训练和运动锻炼等。

  （4）生活方式调整：戒烟，避免接触有害气体、粉尘及烟雾。注意保暖，避免受凉，预防感冒。均衡饮食，以清淡、易消化为主，少食多餐，避免过饱。

  （5）呼吸训练与运动锻炼：进行缩唇呼吸法、腹式呼吸法等呼吸训练。选择适合自身的体育运动，如步行、慢跑、气功、体操、太极拳等。

  （6）家庭氧疗：对于需要长期吸氧的患者，坚持家庭氧疗，以提高生活质量。

  5）综合宣教。

  （1）药物管理：患者可能同时需要服用多种药物，应遵医嘱按时服药，不要随意更改药物剂量或停药。注意药物间的相互作用，如有疑虑，及时向医生咨询。

（2）随访与复查：定期进行妇科检查、肝功能检查和肺功能检查。如有病情变化或不适，及时就医。

（3）心理支持：患者可能因多种疾病并发而产生焦虑、抑郁等情绪。医护人员和家属应给予关心和支持，帮助患者正确面对疾病，树立战胜疾病的信心。

（4）社会适应：鼓励患者参加力所能及的社会活动，培养健康的兴趣爱好。与家人和朋友保持联系，增强社会支持。

三、病例 3：外阴原位癌合并左心增大

患者，女性，58 岁。入院生命体征平稳，身高 146cm，体重 63kg。

（一）病情概述

1. 主诉：宫颈癌根治性放疗后，自觉外阴瘙痒不适 1⁺月。

2. 现病史：患者系绝经期女性，48 岁绝经，1⁺月前出现外阴瘙痒不适，门诊就诊发现会阴后联合处溃疡。为求进一步诊疗收入院。患者患病以来精神食欲可，睡眠如常，大小便正常，体重无明显变化。

3. 既往史：患者 2⁺年前因性生活后阴道流血就诊，确诊为宫颈癌，给予根治性放疗 28 次。2⁺年前发现左心增大、心力衰竭，目前口服维立西呱片（维可同）5mg、沙库巴曲缬沙坦钠片 100mg 控制。否认病毒性肝炎、结核或其他传染病史，预防接种史不详，无过敏史，无外伤史。2⁺年因肺结节行手术治疗，自述病理结果为良性。无输血史，无其他特殊病史。

4. 月经史：初潮年龄 15 岁，月经周期 27～29 天，经期 5 天，绝经年龄 48 岁。无痛经，经量正常，白带正常。

5. 婚育史：22 岁结婚，配偶体健，无离异、再婚、丧偶史。初次性生活年龄 22 岁，无婚外性伴侣，否认近亲婚配。顺产次数 2，流产次数 1，剖宫产次数 0，宫外孕次数 0，否认葡萄胎，无计划生育措施。

6. 家族史：父亲因车祸已故，母亲在世，有糖尿病。5 个兄弟姐妹体健，无特殊家族史及遗传病史。

7. 专科查体情况：第二性征为女性，已婚已产式。外阴发育正常。会阴后联合可见活检术后切口及缝线。阴道通畅，挛缩，呈放疗后改变。宫颈萎缩，无触血，宫颈管内无出血，呈放疗后改变。宫体前位，萎缩，质中，表面光滑，无压痛。双侧附件未扪及异常。

8. 辅助检查：液基薄层细胞学筛查（TCT）示〈宫颈/阴道刷片〉取样满意，查见非典型鳞状上皮细胞，不排除鳞状上皮内高级别病变，建议活检。HPV－16（＋）、HPV－56（＋）。活检组织病理学检查示〈阴道壁〉慢性炎症伴糜烂，VaIN Ⅰ；另见较多游离鳞状上皮呈重度非典型增生。〈外阴组织〉VIN Ⅲ/原位癌。盆腔轴位 MRI 普通扫描＋增强扫描示宫颈癌放疗后。宫颈稍萎缩，信号及强化稍欠均匀，未见确切占

位；宫内膜信号欠均匀；阴道壁未见确切增厚；膀胱及直肠未见异常；腹主动脉旁、双侧髂血管旁及闭孔区未见增大淋巴结，双侧腹股沟区淋巴结显示，部分增大；双侧附件区未见确切占位；盆腔少量积液，骶部、盆侧壁软组织稍肿胀；左侧坐骨结节小结节影。

9. 初步诊断：外阴原位癌、VaIN Ⅲ、宫颈癌根治性放疗后、HPV 感染（HPV-16、HPV-56 阳性）、左心增大。

10. 术式：全麻下外阴局部扩大切除术、阴道病损切除术。

11. 术中情况：手术顺利，麻醉满意，术中患者生命体征平稳，无手术并发症。外阴未见明显异常。阴道通畅，无畸形，无明显肉眼可见病变及溃疡。碘酊涂抹阴道壁，阴道后壁约 2cm×1cm 未着色，其余未见不着色区域。宫颈呈放疗后挛缩改变。行外阴局部扩大切除术及阴道病损切除术。送冰冻切片病理学检查示〈外阴组织〉VIN Ⅲ/原位癌，灶区间质见异型细胞巢，目前考虑为 VIN Ⅲ/原位癌累及皮肤附属器，具体需术后更多切片进一步明确；送检组织左内侧切缘查见 VIN Ⅱ，阴蒂查见 VIN Ⅰ，其余切缘（左外侧切缘、右外侧切缘、右内侧切缘及基底切缘）未见病变。氩气刀电灼切缘。逐层缝合创面，成形尿道口及外阴，阴道填塞油纱条一块，查无活动性出血，外阴加压包扎后，术毕。

12. 术后诊断：外阴原位癌、VaIN Ⅲ、宫颈癌根治性放疗后、HPV 感染（HPV-16、HPV-56 阳性）、左心增大。

（二）护理

1. 一般护理。参见外阴癌的护理措施。

2. VaIN Ⅲ 的护理。

1）心理护理。

（1）建立信任关系：与患者建立良好的沟通和信任关系，了解其心理状态和需求。

（2）提供心理支持：鼓励患者积极面对疾病，提供心理支持和安慰，帮助缓解焦虑和恐惧情绪。

（3）增强信心：帮助患者了解疾病的治疗和预后，增强其战胜疾病的信心和勇气。

（4）心理疏导：针对患者的心理问题，提供有针对性的心理疏导和干预，帮助其调整心态，积极面对治疗。

2）生活护理。

（1）保持清洁卫生：注意个人卫生，勤换内衣裤，保持外阴清洁干燥。避免使用刺激性强的清洁用品，以免刺激阴道黏膜。

（2）适当运动：适当进行运动，如散步、瑜伽等，以增强身体免疫力，促进康复。但要避免过度劳累，以免加重病情。

（3）饮食调理：饮食清淡，多吃新鲜蔬菜、水果，以及奶类、豆制品、蛋类、瘦肉等富含营养的食物。避免食用生冷、油腻、辛辣刺激性食物，以免刺激阴道黏膜，加重病情。同时，要保持充足的饮水量，有助于促进新陈代谢和药物排泄。

（4）保持良好作息：保持充足的睡眠，避免熬夜，保持良好的作息习惯。有助于身体恢复和免疫力提高。

3）药物护理。

（1）药物选择：根据患者病情和医生建议选择合适的药物。如需使用阴道栓剂或洗液等外用药物，需遵循医嘱正确使用。

（2）药物用法和剂量：严格按照药物说明书和医生建议确定药物的用法和剂量。避免自行增减药物剂量或改变用药方式，以免影响治疗效果。

（3）观察药物副作用：密切观察患者用药后的反应，如出现不适症状，应及时告知医生并调整药物方案。

4）病情观察与随访。

（1）观察病情变化：密切观察患者阴道流血、阴道分泌物、疼痛等症状的变化情况。如有异常，应及时告知医生并采取相应的治疗措施。

（2）定期复查：按照医生的建议进行定期复查，包括阴道镜检查、宫颈细胞学检查、HPV检测等，以便及时了解病情变化和治疗效果。

（3）随访管理：建立随访档案，记录患者的病情变化、治疗过程及效果等信息。定期与患者进行沟通，了解其恢复情况并提供必要的指导和帮助。

5）预防并发症。

（1）避免感染：指导患者注意个人卫生，预防感染。如有阴道炎等妇科疾病，应及时治疗。

（2）定期检查：指导患者定期进行妇科检查，及时发现并治疗可能的并发症。

（3）避免过度劳累：指导患者适当休息，避免过度劳累和剧烈运动，以免加重病情或引发并发症。

3. 左心增大的护理。

1）饮食指导。

（1）低盐低脂饮食：每天食盐摄入量应控制在5g以内，减少高脂肪食物的摄入，如油炸食品、动物内脏等。

（2）多吃蔬菜和水果：如菠菜、芹菜、苹果等，这些食物富含维生素和矿物质，有助于降低心脏负担。

（3）控制主食摄入量：适量减少米饭、面食等主食的摄入，粗细粮搭配，避免暴饮暴食。

（4）适量摄入优质蛋白质：如鱼、瘦肉等，以满足身体对蛋白质的需求。

2）生活护理。

（1）保持良好的作息习惯：每天保证充足的睡眠时间，避免熬夜和过度劳累。

（2）戒烟限酒：吸烟和饮酒都会加重心脏负担，应尽早戒烟限酒。

（3）适当运动：如散步、瑜伽、打太极拳等，有助于增强心脏功能，但应避免剧烈运动，以免加重心脏负担。

3）心理护理。

（1）鼓励患者保持乐观的心态，积极面对疾病，避免过度焦虑和抑郁。

（2）鼓励患者与家人和朋友分享自己的感受和困惑，寻求他们的支持和理解。

4）用药护理。

（1）按时服药：指导患者严格按照医生的指导服用药物，不要盲目停药或减药。

（2）常用药物：常用药物包括降压药、抗缺血药物（如硝酸甘油等）、抗血小板聚集药物（如阿司匹林肠溶片等）。

（3）注意药物不良反应：用药期间应密切观察药物可能带来的不良反应，如头晕、恶心、呕吐等。如出现不适症状，应及时向医生反馈，以便调整治疗方案。

5）病情监测与随访。

（1）定期进行心电图检查，以了解心脏的电生理变化。

（2）通过心脏彩超观察左心房的大小、形态以及瓣膜功能等。

（3）指导患者密切关注自己的身体状况，如出现胸闷、气短、心悸等症状时，应及时就医。

（4）建议将每次出现的症状记录下来，包括时间、程度、持续时间等，以便医生更好地了解病情。

6）特殊注意事项。

（1）注意保暖：冬天时注意保暖，避免冷空气刺激，以免诱发心脏不适。

（2）积极治疗原发病：如高血压、心脏瓣膜病等原发病应积极治疗，以减轻左心增大的程度。

（3）适度运动：左心增大的患者应避免剧烈运动，以免加重心脏负担，导致病情恶化。

（4）尽量使血压、血糖、血脂保持在一个相对平稳且正常的状态。

四、病例4：外阴原位癌合并糖尿病

患者，女性，57岁。入院时生命体征平稳，身高154cm，体重46kg。

（一）病情概述

1. 主诉：体检发现外阴病变 3^+ 月，确诊 VIN Ⅲ/原位癌 1^+ 月。

2. 现病史：患者系绝经期女性，3^+ 月前体检结果提示 HPV－52、HPV－56、HPV－42 阳性，TCT 示〈宫颈〉低级别鳞状上皮内病变（low－grade squamous intraepithelial lesion，LSIL），不除外高级别上皮内病变。进一步行阴道镜检查，检查中发现阴道左后壁中上段点片状白色上皮，会阴后联合局灶厚白上皮病变，宫颈 LSIL、阴道壁 LSIL、外阴 LSIL。行宫颈活检＋子宫内膜诊刮术＋阴道壁活检＋外阴活检。病理学检查示〈宫颈〉及〈宫颈管〉慢性宫颈炎及宫颈内膜炎，CIN Ⅰ；〈阴道壁〉慢性炎症，VaIN Ⅰ；〈外阴病灶〉本次送检为 VIN Ⅲ/原位癌，由于组织少，建议术中冰冻切片检查明确有无更重病变。患者到我院妇科门诊就诊，进一步行宫颈 LEEP 治疗，病理学检查示〈宫颈边缘〉慢性宫颈内膜炎；〈宫颈病灶〉慢性宫颈炎及宫颈内膜炎伴糜烂、鳞化，灶性 CIN Ⅰ。患者为求手术治疗，入我院。

3. 既往史：确诊糖尿病 2^+ 年，最高餐后血糖 11.3mmol/L，自测血糖在正常范围，1 年前自行停药。否认病毒性肝炎、结核或其他传染病史，预防接种史不详，无过敏史，无外伤史，无手术史，无输血史，无其他特殊病史。

4. 月经史：初潮年龄 16 岁，月经周期 29～30 天，经期 4 天，绝经年龄 42 岁，轻度痛经，经量正常，白带正常。

5. 婚育史：22 岁结婚，配偶体健，无离异、再婚、丧偶史。初次性生活年龄 20 岁，无婚外性伴侣，否认近亲婚配。顺产次数 1，流产次数 2，剖宫产次数 0，宫外孕次数 0，否认葡萄胎，无计划生育措施。

6. 家族史：父亲健在，母亲健在，兄弟姐妹体健，无家族史及遗传病史。

7. 专科查体情况：第二性征为女性，已婚已产式。外阴发育正常，会阴右侧可见局部皮肤稍隆起，扁平状，边缘不规则，范围约 1.0cm×0.8cm，无红肿、破溃，无分泌物，无颜色改变，触之无明显疼痛感。耻骨后联合见 0.4cm 浅表病灶。阴道通畅，无畸形，黏膜色泽正常，少许血性分泌物，无异味。宫颈不肥大，LEEP 术后，无触血，宫颈管内无出血。宫体后位，形态大小正常，质中，表面光滑，无压痛。双侧附件未扪及异常。

8. 初步诊断：外阴原位癌、HPV 感染（HPV－52、HPV－56、HPV－42 阳性）、CIN Ⅰ、LEEP 术后、糖尿病 1 级。

9. 术式：全麻下外阴病灶局部扩大切除术。

10. 术中情况：会阴右侧可见局部皮肤稍隆起，扁平状，边缘不规则，范围约 0.8cm×0.5cm，无红肿、破溃，无分泌物，无颜色改变，会阴后联合见 1.0cm×1.0cm 浅表病灶。阴道通畅，黏膜色泽正常。双侧腹股沟淋巴结均未见增大、质硬等。术中冰冻切片病理学检查示〈外阴病灶左侧切缘〉及〈外阴病灶右侧切缘〉未见 VIN；〈外阴右侧病灶〉及〈外阴病灶〉VIN Ⅱ及 VIN Ⅲ。

11. 术后诊断：外阴原位癌、HPV 感染（HPV－52、HPV－56、HPV－42 阳性）、CIN Ⅰ、LEEP 术后、糖尿病 1 级。

（二）术后护理

1. 一般护理。

参见外阴癌的护理措施。

2. CIN Ⅰ术后护理。

1）休息与活动指导。

（1）术后休息：LEEP 术后，患者需要足够的休息时间以促进切口愈合。恢复期一般为 2～4 周，避免过度活动和剧烈运动，以减少切口的压力和感染的风险。保持卧床休息，避免长久站立或长时间坐着。

（2）避免性生活：术后 2 个月内禁止性生活，此时宫颈创面尚未愈合，性生活可能会导致感染和出血。

2）个人卫生指导。

（1）保持切口清洁：LEEP 术后，患者应注意保持切口的清洁干燥，以减少感染的风险。每天用温水轻柔地清洗切口，然后用干净的纱布轻轻拍干。避免使用含有酒精的洗剂或湿巾擦拭。

（2）注意更换内裤：定期更换内裤，以保持外阴的清洁和干燥。

3）饮食指导。

（1）均衡膳食：术后恢复期间，患者应保持均衡的膳食，荤素搭配，合理摄入蛋白质、维生素和矿物质等营养素。

（2）增加膳食纤维摄入：多摄入高膳食纤维的食物，如水果、蔬菜和全谷物，以帮助消化和排便顺畅。

（3）避免刺激性食物：避免摄入辛辣、油腻和刺激性食物，以免刺激宫颈切口和消化道。

4）定期复查与随访。

（1）定期复查：LEEP 术后，患者需要定期复查以监测恢复情况。根据医生的建议，及时进行宫颈细胞学检查和病理学检查，以确保病变被彻底消除。

（2）随访观察：如有任何异常症状，如大出血、剧烈疼痛、发热、恶臭等，应及时就医寻求帮助。

5）其他注意事项。

（1）术后 1 个月内禁止盆浴，以免水进入阴道引起感染。

（2）根据医生的建议，使用抗生素以预防局部感染。

（3）控制情绪，保持心情愉快，有助于身体的恢复。

3. 糖尿病的护理。

1）饮食护理。

（1）控制总热量：根据患者的身高、体重、年龄和活动量，计算每天所需的总热量，确保摄入与消耗保持平衡。

（2）患者应遵循低糖、低脂、高膳食纤维的饮食原则，避免摄入过多糖分和油脂，增加全谷物、蔬菜、水果等高膳食纤维的食物。

（3）选择优质蛋白质，如瘦肉、鱼类、豆类等，以满足身体需要。

（4）保持规律的饮食习惯，避免暴饮暴食，有助于稳定血糖水平。

2）运动指导。

（1）根据自身情况选择适合的运动方式，如散步、慢跑、游泳、打太极拳等，以增强机体对胰岛素的敏感性，降低血糖。

（2）运动强度不宜过大，避免过度劳累和低血糖的发生。运动时应保持心率在适宜范围内，并根据个人体质进行调整。

（3）运动前后应监测血糖水平，以便及时调整运动计划和饮食安排。

3）血糖监测。

（1）定期监测血糖：按照医生的建议，定期监测空腹血糖、餐后血糖和糖化血红蛋白等指标，以了解血糖波动情况。

（2）记录血糖结果：将血糖监测结果记录下来，以便医生了解病情变化并调整治疗方案。

4）用药护理。

（1）遵医嘱用药：患者应严格按照医生的嘱咐用药，不得擅自增减药量或停药。如有异常反应或病情变化，应及时就医并告知医生。

（2）注意药物不良反应：一些降糖药物可能会引起低血糖反应，患者应特别注意自身的反应，一旦出现低血糖症状应及时采取措施。

5）心理护理。

（1）患者应树立战胜疾病的信心，保持乐观的心态，积极配合治疗。

（2）患者可通过参加社区活动、与病友交流等方式缓解心理压力，提高生活质量。

（3）家人和社会应给予患者足够的关心和支持，帮助患者更好地应对疾病带来的挑战。

6）预防感染。

（1）注意个人卫生，保持皮肤清洁干燥，避免外伤和感染。

（2）定期检查足部情况，保持足部清洁干燥，穿宽松舒适的鞋袜，避免长时间站立和行走，以预防糖尿病足的发生。

7）定期复诊。

（1）如有任何不适或病情变化，应及时就医并告知医生。

（2）定期到医院进行复诊，以便及时了解病情变化并调整治疗方案。

第六章　子宫肉瘤

第一节　疾病概述

子宫肉瘤（uterine sarcoma，US）是少见的子宫恶性肿瘤，约占女性生殖道恶性肿瘤的 1%，占子宫体恶性肿瘤的 3%～7%，其病因尚不明确。子宫肉瘤来源于子宫肌层、肌层内结缔组织和内膜间质，也可继发于子宫平滑肌瘤。子宫肉瘤多见于 40 岁以上女性。

一、病理类型

子宫肉瘤是一类恶性间叶组织源性肿瘤，其病理学类型及治疗方案的选择与预后密切相关，主要包括以下几种类型。

（一）子宫平滑肌肉瘤

子宫平滑肌肉瘤（uterine leiomyosarcoma，uLMS）是呈现平滑肌分化的子宫间叶源性恶性肿瘤，占子宫肉瘤的 40%～50%，占所有子宫恶性肿瘤的 1%～2%。子宫平滑肌肉瘤可分为梭形细胞型（普通型）、上皮样型和黏液型。梭形细胞型（普通型）子宫平滑肌肉瘤最常见，肿瘤细胞为梭形，呈束状排列，细胞核多形，具有异型性，核分裂象通常 ≥4 个/mm^2，发现肿瘤细胞坏死对于诊断梭形细胞型子宫平滑肌肉瘤具有特征性意义。当肿瘤主要（>50%）由圆形、多角形细胞组成，且细胞核具有中、重度异型性，核分裂象 ≥1.6 个/mm^2，则诊断为上皮样型子宫平滑肌肉瘤。黏液型子宫平滑肌肉瘤最为少见，肿瘤具有丰富的黏液间质，细胞具有中、重度异型性，但细胞较稀疏，核分裂象 ≥0.4 个/mm^2，肿瘤向周围肌壁浸润性生长。

（二）子宫内膜间质肉瘤

子宫内膜间质肉瘤（endometrial stromal sarcoma，ESS）较少见，包括以下两种类型。

1. 低级别子宫内膜间质肉瘤（low-grade endometrial stromal sarcoma，LGESS）。LGESS 发病率不足子宫恶性肿瘤的 1%，是第二常见的子宫间叶源性恶性肿瘤，仅次于子宫平滑肌肉瘤。病灶由类似增生期子宫内膜间质细胞的肿瘤细胞组成，肿瘤细胞呈弥漫浸润性生长，有时可见肿瘤细胞围绕小血管漩涡状生长。肿瘤舌状浸润肌层，或者出现淋巴管血管侵犯是诊断 LGESS 的病理学依据。免疫组化显示 ER/PR 阳性，CD10 弥漫性强阳性表达。分子病理学检查结果显示，约 2/3 的肿瘤出现多个基因的融合，其

中以 $JAZF1-SUZ12$ 基因融合最为多见。

2. 高级别子宫内膜间质肉瘤（high-grade endometrial stromal sarcoma，HGESS）。HGESS 是极为罕见的高度恶性肿瘤，尚无具体的发病率统计数据。病灶由一致的高级别的圆形或梭形细胞构成，核分裂象活跃，有时病灶中可见 LGESS 成分。肿瘤呈膨胀、穿透及浸润性生长。肿瘤细胞免疫组化常表达 CyclinD1。分子病理学检查结果显示，HGESS 具有两种主要分子遗传学改变，最为常见的是 $YWHAE-FAM22A/B$ 基因重排，较为少见的是 $ZC3H7B-BCOR$ 基因重排，后者肿瘤细胞常呈梭形，间质伴有黏液变性。

（三）未分化子宫肉瘤

未分化子宫肉瘤（undifferentiated uterine sarcoma，UUS）是缺乏特异性分化的高度恶性间叶源性肿瘤。肿瘤细胞显示高度的多形性及异型性，核分裂象活跃，可见破坏性肌层侵犯。肿瘤缺乏特异性的免疫标志物及分子遗传学改变，病理学诊断时需排除 HGESS、癌肉瘤及未分化癌等高度恶性肿瘤。

（四）其他罕见的类型

其他罕见的类型包括子宫腺肉瘤（adenosarcoma）、血管周上皮样细胞肿瘤（perivascular epithelioid cell tumor，PEComa）以及横纹肌肉瘤（rhabdomyosarcoma）等。

1. 子宫腺肉瘤是由良性上皮和恶性间叶成分组成的肿瘤，占所有子宫肉瘤的 $5\%\sim10\%$。病理学表现为肿瘤呈分叶状，其间可见呈裂隙或扩张的衬覆良性子宫内膜上皮的腺体成分，腺体周围可见袖套状环绕的肿瘤性间质细胞，细胞丰富，呈现不同程度的异型性，核分裂象少见或不出现。多数情况下，子宫腺肉瘤中的肉瘤成分为同源性，呈现子宫内膜间质或平滑肌分化，此时整体预后优于其他子宫肉瘤。当间质肉瘤成分明显超过腺体成分，且细胞异型性增加，呈现高级别肉瘤表现或出现横纹肌肉瘤等异源性分化时，称为腺肉瘤伴肉瘤过度生长（adenosarcoma with sarcomatous overgrowth），此时肿瘤具有高侵袭性，预后差。

2. 发生在子宫的血管周上皮样细胞肿瘤近年陆续有报道，并且发现部分血管周上皮样细胞肿瘤可以出现 TFE3 基因易位。诊断恶性血管周上皮样细胞肿瘤须具备以下条件中的 3 个及以上：肿瘤 >5cm、浸润性生长、细胞高度异型性、核分裂象 >1 个/50HPF、坏死及血管侵犯。

二、分期

子宫肉瘤多采用 FIGO 2009 年的分期标准（表 6-1、表 6-2）。

表 6-1　子宫平滑肌肉瘤和子宫内膜间质肉瘤的分期标准（FIGO，2009 年）

分期	标准
Ⅰ期	肿瘤局限于子宫
ⅠA期	肿瘤≤5cm
ⅠB期	肿瘤＞5cm
Ⅱ期	肿瘤超出子宫但局限于盆腔
ⅡA期	肿瘤侵犯附件
ⅡB期	肿瘤侵犯其他盆腔组织
Ⅲ期	肿瘤侵犯腹腔组织（并非仅凸向腹腔）
ⅢA期	肿瘤侵犯1个部位
ⅢB期	肿瘤侵犯2个或以上部位
ⅢC期	肿瘤转移至盆腔和（或）腹主动脉旁淋巴结
Ⅳ期	膀胱和（或）直肠或远处转移
ⅣA期	肿瘤侵犯膀胱和（或）直肠
ⅣB期	远处转移

表 6-2　子宫腺肉瘤的分期标准（FIGO，2009 年）

分期	标准
Ⅰ	肿瘤局限于子宫
ⅠA	肿瘤局限于子宫内膜/颈管内膜，未侵及肌层
ⅠB	肌层侵犯≤1/2
ⅠC	肌层侵犯＞1/2
Ⅱ	肿瘤超出子宫但局限于盆腔
ⅡA	肿瘤侵犯附件
ⅡB	肿瘤侵犯其他盆腔组织
Ⅲ	肿瘤侵犯腹腔组织（并非仅凸向腹腔）
ⅢA	肿瘤侵犯1个部位
ⅢB	肿瘤侵犯2个或以上部位
ⅢC	肿瘤转移至盆腔和（或）腹主动脉旁淋巴结
Ⅳ	膀胱和（或）直肠或远处转移
ⅣA	肿瘤侵犯膀胱和（或）直肠
ⅣB	远处转移

三、临床表现

子宫肉瘤常缺乏特异性的临床表现，对短期内明显增大的子宫平滑肌瘤应引起重视，尤其是发生于绝经后女性时。尽管诊断性刮宫或子宫内膜活检有助于诊断部分子宫内膜间质肉瘤，但灵敏度较差。影像学检查，包括 B 超、CT、MRI 或 PET－CT，都难以在术前区分肿瘤的良恶性。DWI 对肿瘤的定位和定性有帮助，但结果尚待证实。

（一）子宫平滑肌肉瘤

子宫平滑肌肉瘤的症状和体征与子宫平滑肌瘤相似，术前难以区分，通常表现为异常阴道流血（56%）、可触及的盆腔肿块（54%）和（或）盆腔疼痛（22%）。如发现平滑肌瘤短期内增大（如 6 个月内增大 1 倍），应怀疑子宫平滑肌肉瘤可能。未使用激素替代疗法的绝经后女性，如果子宫平滑肌瘤持续增大，应怀疑为恶性。

（二）LGESS

LGESS 通常表现为异常的子宫出血、盆腔疼痛和痛经，但多达 25% 的患者可无任何症状。LGESS 常发生在患有多囊卵巢综合征、长期使用雌激素或三苯氧胺的女性。卵巢是子宫外扩散最常见的部位，占 1/3 以上。由于 LGESS 生长缓慢，临床多见远期复发，因而需要长期随访。复发部位以盆腔和腹腔多见，肺和阴道少见。

（三）HGESS

HGESS 临床表现为异常阴道流血、子宫增大或出现盆腔肿块，常在 1 年内复发。

（四）未分化子宫肉瘤

未分化子宫肉瘤表现为绝经后阴道流血，或者继发于子宫外扩散的症状与体征。60% 的患者就诊时已为晚期（Ⅲ 或 Ⅳ 期）。该病预后差，生存期常短于 2 年。

（五）子宫腺肉瘤

典型的子宫腺肉瘤在子宫腔内呈外生性息肉状生长，可长在子宫腔下段，宫颈内膜或子宫外部位罕见。最常见的症状为异常阴道流血，部分患者可表现为盆腔疼痛或白带增多。

四、辅助检查

（一）影像学检查

常用影像学检查包括彩色多普勒超声，胸、腹、盆腔 CT 或 MRI 检查。必要时行 PET－CT 检查。

（二）病理学检查

部分有症状的患者行诊断性刮宫或子宫内膜活检，可提高 LGESS 的诊断准确率。术中怀疑恶性子宫肿瘤者应行快速冰冻切片病理学检查，术后确诊子宫肉瘤者需做 ER 和 PR 检查。子宫平滑肌肉瘤需重视与其他类型子宫平滑肌瘤鉴别，如富细胞性平滑肌瘤、不典型平滑肌瘤、奇异型平滑肌瘤、核分裂活跃的平滑肌瘤、上皮样平滑肌瘤及不能确定恶性潜能的平滑肌瘤等。

（三）其他检查

根据患者情况还可选择 X 线、静脉肾盂造影、膀胱镜、胃肠造影或胃肠镜等检查。

五、治疗

治疗原则以手术为主，内分泌治疗、化疗和（或）放疗为辅。

（一）手术治疗

子宫肉瘤的标准术式是子宫全切术及双侧附件切除术，一般不常规施行系统性盆腔及腹主动脉旁淋巴结切除术，但术中应予探查，肿大或可疑淋巴结应予切除。由于 LGESS 患者保留卵巢复发率极高，故建议双侧附件切除，也不提倡术后雌激素替代治疗。子宫腺肉瘤发生卵巢转移罕见，绝经前低危患者可考虑保留卵巢。子宫肉瘤的手术强调完整地切除子宫肿瘤，切忌在腹腔内施行肿瘤分碎术。

（二）术后辅助治疗

子宫肉瘤的术后辅助治疗方案常需根据临床病理学相关危险因素进行修正，强烈建议由妇科病理学专家复核阅片。相关影响因素包括子宫切除方式、肿瘤标本是否完整（完整、开放或分碎）、肿瘤大小（直径大于或小于 5cm）、组织学类型、核分裂象多少及有无脉管浸润等。对于腺肉瘤，还需明确子宫肌层有无受侵和组织学分级。此外，若有子宫外转移，还需详细记录部位、数目等，若已行淋巴结切除，需明确淋巴结受累数目及部位（如左右盆腔、腹主动脉旁等）。随着分子病理学的研究进展，一些基因检测方法也被应用于子宫肉瘤的评估。尽管目前没有针对子宫肉瘤特有的靶向治疗或免疫治疗方案，但可考虑检测一些泛肿瘤靶点，建议至少应检测包括神经营养受体酪氨酸激酶（neurotrophic receptor tyrosine kinase，NTRK）基因融合、微卫星不稳定性（microsatellite instability，MSI）和肿瘤突变负荷（tumor mutation burden，TMB）等。

1. LGESS：对于 I 期的 LGESS 可术后观察，尤其是绝经后或已实施双侧附件切除的患者，也可行内分泌治疗（雌激素阻断剂）。对于 II～IV 期的 LGESS 术后给予雌激素阻断剂治疗，必要时给予体外放疗。

2. 子宫平滑肌肉瘤、未分化子宫肉瘤或 HGESS：对于 I 期的子宫平滑肌肉瘤、未分化子宫肉瘤或 HGESS 患者可术后观察，不建议常规辅助放疗，辅助化疗对早期子宫平滑肌肉瘤似乎也无益处。ER 或 PR 阳性的患者可使用雌激素阻断剂。对于 Ⅱ～Ⅳ期的子宫平滑肌肉瘤、未分化子宫肉瘤或 HGESS 患者可进行术后辅助化疗和（或）体外放疗。

（三）姑息性治疗

姑息性治疗适用于无法耐受手术、手术无法切除或有远处转移的患者。一般 LGESS 给予雌激素阻断剂治疗，酌情选用放化疗。子宫平滑肌肉瘤、未分化子宫肉瘤或 HGESS 则给予全身化疗，酌情选用姑息性治疗。

六、护理评估

（一）病史评估

了解患者的病史，包括既往病史、家族史、药物过敏史等，特别要注意是否有其他妇科疾病史、恶性肿瘤史等。

（二）身体状况评估

1. 一般状况：观察患者的体重、营养状况、活动能力等。
2. 专科检查：包括腹部检查、妇科检查等，了解肿瘤的大小、位置、质地等。
3. 实验室检查：包括血常规、尿常规、便常规、生化全套等。

（三）心理状况评估

了解患者的心理状况，包括对疾病的认知程度、心理承受能力等。

（四）社会支持系统评估

了解患者的家庭状况、社会关系、经济状况等。

（五）治疗和护理计划评估

了解是否已经针对患者制订了治疗计划，以及患者对治疗和护理计划的认知和接受程度。

（六）风险评估

评估患者是否有并发症的风险，如感染、出血、血栓等。

以上评估内容需要根据患者的具体情况进行个性化的调整。在进行护理评估时，应尽量全面、准确地收集信息，以便为患者提供最适合的护理服务。

七、护理措施

（一）术前护理常规

1. 术前评估：评估内容包括患者生命体征、既往病史、合并症、一般情况（神志、面容、营养、步态）、全身情况（听力、视力、有无活动性义齿、皮肤、排泄、睡眠）、专科查体情况（有无腹部包块、阴道流血/液）、用药史、有无压疮、跌倒/坠床风险、血栓风险、疼痛等。

2. 心理支持：评估患者心理状况，并根据评估结果进行相应指导；鼓励患者表达内心感受，缓解手术前的紧张、焦虑情绪。

3. 社会支持：了解患者的社会关系（家人、朋友、同事等），评估社会支持状况，鼓励家属给予患者充分的支持。

4. 辅助检查：协助并指导患者完成相关术前检查，发现异常检查结果及时向医生汇报并处理。

5. 饮食及肠道准备：遵医嘱进行相应的饮食指导，并发放肠道抑菌药物，如庆大霉素等。术前1天，遵医嘱行禁饮、禁食指导并行肠道准备。如需服用肠道缓泻剂，密切观察腹泻程度，做好防止虚脱、跌倒及坠床的健康教育，避免相关不良事件的发生。

6. 皮肤准备：遵医嘱备皮，以顺毛、短刮的方式进行，上至剑突，下至大腿内上1/3，包括外阴部，两侧至腋中线。用石蜡油清除脐孔污垢。备皮时应避免损伤皮肤，备皮完毕用温水洗净、拭干。单孔腹腔镜手术患者重点做好脐部护理。

7. 阴道准备：术晨遵医嘱行宫颈阴道消毒。行动不便的患者可在床旁进行相关操作。

8. 抗生素敏感试验：术前1天遵医嘱做抗生素皮试，阳性者做好过敏标识，并及时向医生汇报并处理。

9. 休息与睡眠护理：保证患者睡眠时间，必要时遵医嘱使用镇静剂。

10. 术前宣教：指导患者练习咳嗽、深呼吸、床上翻身及床上排便。指导患者进行沐浴、更衣、修剪指甲等个人清洁卫生。嘱患者术晨不化妆，取下活动性义齿、发夹、手表、眼镜、戒指等物品。嘱患者着干净棉袜（利于术中保暖）。如发现体温异常、月经来潮等情况，应及时向医生汇报并处理。

11. 用药护理：了解患者的用药史，记录自备药物种类、剂量，密切观察有无药物不良反应。

12. 安全核查：接入手术室前，按"患者交接表"与手术室工作人员做好患者的交接。

（二）术后护理常规

1. 交接患者：与麻醉医生按"患者交接表"做好交接。评估患者意识状态；遵医嘱予床旁生理或心电监护，监测患者血压、脉搏（心率）、呼吸、血氧饱和度；观察切口敷料情况、皮肤情况；检查管道情况，遵医嘱按时开放引流管并保持通畅，观察引流液的颜色、性状及量；查看输液穿刺部位有无异常、输液管道是否畅通，调节输液速度；遵医嘱压沙袋、吸氧。

2. **体位管理**：全麻清醒无呕吐者取低枕平卧位，6 小时后如病情许可取半卧位。盆腔脓肿术后麻醉清醒后取半卧位，膀胱修补术后取健侧卧位。

3. **病情观察**。

1）监测生命体征：术后 2 小时内每 30 分钟测量并记录血压、脉搏、呼吸、血氧饱和度；术后 2 小时后，若病情平稳可每 1~2 小时测量并记录；术后 6 小时后，每 2~4 小时测量并记录。术后 1~3 天体温可稍升高，为术后吸收热，一般不超过 38.5℃。

2）切口护理：观察腹部切口敷料有无渗血、渗液、脱落，保持敷料清洁、干燥、固定。发现异常应及时向医生汇报并处理。

3）管道护理：

（1）保持胃肠减压管、尿管、腹腔引流管（阴道 T 形管）及输液管道等妥善固定、通畅。

（2）观察引流液颜色、性状及量并分别记录，术后患者每小时尿量正常在 50mL 以上，如尿量偏少、腹腔引流液 12 小时内超过 100mL，应向医生汇报并及时处理。

（3）每天更换负压吸引器，并记录引流量。

（4）拔出尿管后观察患者小便情况，并测量膀胱残余尿量。

4）阴道流血、流液：观察阴道流血、流液的颜色、性状及量，发现异常及时向医生汇报并处理。

5）呼吸系统情况：鼓励并指导患者进行有效的咳嗽、咳痰，做自主深呼吸运动，必要时遵医嘱行机械辅助排痰或雾化吸入，预防肺部感染。

6）肠道功能情况：如患者发生恶心、呕吐，指导其头偏向一侧，避免误吸，必要时遵医嘱给予止吐药。若患者术后发生腹胀，行饮食、活动指导，必要时遵医嘱予口服薄荷水、超声波理疗、肛管排气等措施。发生便秘者，遵医嘱予开塞露塞肛、口服麻仁丸或灌肠等。造口者应观察造口排气、排便情况，并指导和教会家属进行造口护理。

7）全身皮肤情况：保护床铺整洁、干燥，根据病情指导患者尽早床上活动及下床活动。对于压疮高风险或已发生压疮的患者，建立翻身卡，每 2 小时协助翻身并观察皮肤受压处情况，班班交接。

4. **疼痛护理**：对患者进行疼痛评估，并指导缓解疼痛的方法，必要时遵医嘱使用镇痛药并做好记录。

5. **预防血栓形成**：进行血栓风险评估，根据评估结果及病情指导患者采取运动疗法、穿梯度压力弹力袜等预防血栓的措施，必要时遵医嘱行气压治疗、药物抗凝治疗等，观察患者有无下肢肿胀、疼痛等。

6. **用药护理**：遵医嘱用药并密切观察药物作用和不良反应。

7. **饮食指导**：一般术后 2 小时可少量多次饮水（每次不超过 10mL），6 小时后可进流质饮食（牛奶、豆浆、含糖饮料除外），肛门排气后可进食半流质饮食并逐渐过渡到软食、普食。涉及肠道的手术应严格遵医嘱禁食。

8. 活动指导：术后下床活动应动作缓慢并有家属搀扶，避免发生直立性低血压，预防跌倒。

9. 心理护理：尊重患者隐私，根据患者性格特点，选择有效、可操作的沟通方式，避免过于专业化及刺激性语言；加强对患者及其家属的术后健康指导，随时巡视，帮助患者树立信心、消除消极情绪。

10. 卫生指导：指导患者做好口腔卫生；保持会阴部清洁、干燥；对于易出汗者，指导其进行温水擦浴、勤换衣物。

（三）出院护理常规

1. 出院评估：于出院日对患者进行生命体征监测，并进行跌倒、压疮、自理能力评估，根据评估结果遵医嘱出院。

2. 出院宣教。

1）休息：遵医嘱休息 1～3 个月，避免久坐、久站、长时间咳嗽、用力排便、负重等增加腹压的因素。

2）饮食：指导患者进食高蛋白质、富含维生素的食物，避免进食生冷、辛辣、刺激性食物。

3）清洁卫生：保持外阴清洁；若切口愈合良好，出院后 1 周可淋浴；禁止性生活、盆浴及经阴道操作 1～3 个月。

4）异常情况的处理：若出现发热，阴道异常流血、流液，切口红肿，疼痛等情况应及时就诊。

5）出院带药：若有出院带药，向患者及其家属解释药物名称、剂量、用法、作用和不良反应，提高患者的用药依从性。

6）特殊注意事项：恶性肿瘤术后患者应与医生协商进一步治疗方案；带尿管出院及有造口者，需向患者及其家属讲解相应注意事项，并教会患者自我护埋的方法。

7）定期复查：术后 2～3 年内，每 3 个月复查 1 次；以后每 6～12 个月复查 1 次。复查内容包括全身体检、妇科检查及影像学检查。

第二节　典型病例

一、病例 1：子宫平滑肌肉瘤

患者，女性，58 岁。入院血压 136/82mmHg，体重 65kg。

（一）病情概述

1. 主诉：绝经 4 年，阴道流血 3^+ 月。

2. 现病史：3$^+$月前患者无明显诱因出现绝经后阴道流血，外院阴道超声提示子宫增大，左侧壁探及 5.6cm×3.8cm 弱回声团块，边界可见，内回声不均。外院行宫腔镜下宫腔占位电切术，术后病理学检查示子宫肉瘤。院病理科会诊查见肉瘤。免疫组化示子宫平滑肌肉瘤。患者自诉既往身体状况良好，患病以来精神、食欲、睡眠尚可，大小便正常，体重无明显变化。

3. 既往史：诊断高血压 1 年，口服苯磺酸氨氯地平片，血压控制平稳。否认糖尿病、冠心病及其他重大疾病史，否认传染病史。无过敏史、手术史。

4. 月经史：初潮年龄 16 岁，月经周期 28～30 天，经期 4～6 天，绝经年龄 54 岁。

5. 生育史：顺产次数 1，流产次数 2，剖宫产次数 0，宫外孕次数 0，否认葡萄胎，无计划生育措施。其他无特殊。

6. 家族史：父亲已故（前列腺癌），母亲健在，哥哥体健，无其他特殊家族史及遗传病史。

7. 专科查体情况：子宫不规则增大，如孕 3 月余大小，质中，表面光滑，轻压痛。其余无特殊。

8. 辅助检查：CT 示宫体占位，累及宫底左前肌壁，接近浆膜层，与左侧附件分界不清，余未见明显异常。

9. 初步诊断：子宫平滑肌肉瘤、高血压 2 级（低危）。

10. 术式：全麻下经腹子宫全切术、双侧卵巢输卵管切除术、盆腔淋巴结清扫术、腹主动脉旁淋巴结取样术、肠粘连松解术、输尿管粘连松解术。

11. 术中情况：子宫前位，不规则增大，如孕 3 月余大小。两侧宫旁组织与子宫动脉及输尿管致密粘连。乙状结肠与左侧盆腔侧壁致密粘连。子宫离体后剖视：宫腔内大量鱼肉样组织，侵及肌层，达浆膜层。手术困难但顺利，麻醉满意，无手术并发症。手术失血量 300mL，置腹腔引流管 1 根。

12. 术后诊断：子宫平滑肌肉瘤、肠粘连、输尿管粘连、高血压 2 级（低危）。

（二）术后护理

1. 一般护理。
参见子宫肉瘤的护理措施。

2. 高血压的护理。

1) 饮食控制：低盐饮食，每天食盐摄入量不超过 5g（约 1 茶匙），少吃咸菜、火腿、酱油等高钠食物及调味品。多吃新鲜蔬菜和水果，每天保证摄入 500g 蔬菜、200g 水果，增加钾摄入（富含钾的食物如香蕉、菠菜）。少油、少糖，减少动物脂肪、油炸食品的摄入。

2) 运动指导：建议术后当天在床上翻身活动，术后第 1 天可下床活动，避免久坐、久躺。

3) 体重管理：目标 BMI 为 18.5～24.9kg/m²，超重者减重 5%～10% 可显著降低血压。

4) 药物不良反应监测：坚持服药，即使血压正常也不要随意停药或换药。常见降压药物的不良反应：利尿剂（如氢氯噻嗪）可导致低血钾，应多吃橙子、土豆等含钾高的食物；ACEI（如依那普利）可导致干咳，严重时需换药；钙通道阻滞剂（如氨氯地平）可导致脚踝水肿，抬高下肢可缓解。

5）血压监测：血压监测注意定时间、定体位、定部位，静坐 5 分钟后测量。连测 7 天，记录数值，复诊时供医生参考。

6）心理护理：指导患者减轻心理压力的方法，如每天深呼吸 10 分钟、尝试冥想、听轻音乐。教育患者避免情绪激动，遇事冷静处理；保持充足睡眠，每天 7~8 小时，打鼾严重者需排查睡眠呼吸暂停。

7）并发症预防：定期检查心电图、肾功能、眼底。控制三高。警惕急症，血压突然升高至 180/120mmHg 以上，伴头痛、呕吐、胸痛时，立即就医。

3. 健康教育。

1）禁盆浴、性生活、重体力劳动 3 个月。

2）术后 1 个月内以软食为主，加强营养，避免增加腹压的动作，保持大便通畅。

3）保持切口敷料干燥。

4）如有发热（>37.5℃）、切口异常、阴道大量出血或脓性分泌物、腹痛、扪及腹部包块等不适，请及时就诊。腹部轻微疼痛及阴道少许血性分泌物属正常现象。

5）出院后 1 个月妇科门诊复查。术后 2 年内，每 3~4 个月门诊复查 1 次；术后 3~5 年，每 6~12 个月门诊复查 1 次。复查时带出院记录及病理报告单。

二、病例 2：高级别子宫腺肉瘤

患者，女性，50 岁。入院生命体征平稳，身高 1.62m，体重 70kg。

（一）病情概述

1. 主诉：间断右下腹隐痛不适 3^+ 月，发现盆腔肿物 7 天。

2. 现病史：患者自诉 3^+ 月前无诱因出现右下腹隐痛不适，不伴阴道流血，无头晕、恶心、呕吐等其他不适。当地医院行盆腔超声示右下腹可见一囊实性包块，范围约 172mm×120mm，周围界限尚清，彩色多普勒血流显像（CDFI）示内部可见点状血流信号，考虑右下腹囊实性包块（畸胎瘤?）。患者为求进一步诊治入我院。自发病以来，患者精神尚可，食欲尚可，睡眠一般，无头晕、乏力、心悸，无腹痛、腹泻，无发热，无触血，大便秘结，小便正常，体重无明显变化。

3. 既往史：6 年前行绝育术，既往体健。其他无特殊。

4. 月经史：初潮年龄 13 岁，月经周期 24~26 天，经期 3~5 天，经量中等，轻度痛经，无须口服药物镇痛。

5. 婚育史：顺产次数 2，流产次数 3，剖宫产次数 0，宫外孕次数 0，否认葡萄胎，无计划生育措施。其他无特殊。

6. 家族史：父亲高血压病史 20^+ 年，母亲健在，无与患者类似疾病。无其他家族遗传倾向的疾病。

7. 专科查体情况：外阴正常，已婚经产型。阴道通畅，白带正常。宫颈轻糜样改变，无触血。盆腔内可扪及一大小约 18cm×12cm 肿物，形态不规则，无压痛，活动欠佳。子宫及双侧附件欠满意。三合诊直肠黏膜光滑，盆底未及明显结节。

8. 辅助检查：

1) 肿瘤标记物检查：CA125 120.00U/mL，卵巢癌发病风险预测（绝经前与绝经后）值偏高。

2) 超声：子宫前位，形态不规则，轮廓不清。宫体大小 80.5mm×81.2mm×65.1mm。宫内膜厚度 7.5mm。肌壁回声不均，可见多个低回声实性结节，前壁下段结节大小约 25.2mm×20.5mm（FIGO4 型），前壁结节大小约 22.2mm×16.8mm（FIGO3 型），后壁结节大小约 16.0mm×13.5mm（FIGO3 型）。宫颈长度约 36.5mm。宫底右上方可见 208.5mm×97.5mm 囊实性肿物，形态不规则，实性部分可见 114.0mm×57.8mm 高回声区，与宫底部无明显分界，包绕宫底部，部分呈乳头状突向囊腔。左侧卵巢内可见 53.5mm×31.0mm 囊性肿物，内有分隔，透声尚可。右侧卵巢内可见 23.3mm×15.8mm 囊性肿物。直肠窝可见深约 23.0mm 液性暗区，右侧髂窝可见深约 25.1mm 液性暗区。

3) CDFI：宫体肌壁结节可见星点状血流信号。宫底右上方肿物实性部分可见较丰富条状血流信号，可探及动脉血流频谱，RI=0.50，向右下腹延伸，肿物与肠管及腹膜关系密切。卵巢内囊性肿物未见明显血流信号。

4) 腹盆部 CT 扫描：下腹部及盆腔可见囊实性病变，边界较清，较大层面大小约 17.5cm×9.0cm，病变以囊性为主，CT 值约 17HU，增强扫描未见明显强化，实性部分 CT 值约 37HU，增强扫描 CT 值 75HU，病变与右侧附件关系密切。左侧附件区可见囊实性病变，大小约 5.3cm×3.8cm。肝脏外缘光整，形态大小及各叶比例正常，肝实质密度均匀，未见异常密度影。胆囊不大，囊壁均匀，未见阳性结石。脾脏、胰腺及双肾未见明显异常。膀胱充盈良好，未见明显异常密度影。子宫体积增大，可见多发软组织结节影，边界不清，CT 值约 57HU；增强扫描明显强化，CT 值约 102HU、115HU。直肠未见明显异常。腹盆腔未见明显肿大淋巴结影，腹盆腔未见积液。影像学诊断：下腹部及盆腔囊实性占位，来源于右侧附件可能。左侧附件区囊实性病变。子宫多发肌瘤可能。

9. 初步诊断：盆腔肿物性质待查（卵巢癌？腹膜癌？）、左侧附件肿物性质待查（卵巢囊肿？）、子宫多发肌瘤、绝育术后。

10. 术式：全麻下腹探查术，行子宫+右侧附件切除术、大网膜切除。

11. 术中情况：术中见盆腔肿物约 19cm×18cm，大网膜、肠管与其粘连致密。超声刀小心分离粘连后，见肿物与周围组织粘连，探查其来源于子宫体底前壁，蒂粗约 2.2cm。超声刀于肿物蒂部切断后取出肿物。剖视标本，见盆腔囊实性肿物，实性部分表面粗糙，质硬，部分延伸入囊性部分，囊性部分囊壁厚薄不均，呈多房，内含暗褐色液体。送冰冻切片病理学检查。继续探查，见子宫增大约孕 10 周大小，形态失常，表面可见多个肌瘤结节，较大的位于前壁，大小约 2cm×3cm，外突 45%，左侧卵巢囊肿大小约 8cm×7cm，表面光滑，灰白色，右侧卵巢及双侧输卵管未见明显异常。冰冻切片病理学回报：〈子宫肿物〉混合型上皮－间叶性肿瘤，上皮异型不明显，间质以梭形细胞为主，可见灶状软骨，核轻、中度异型性，不除外腺肉瘤可能，请待石蜡切片进一步观察。〈左侧附件〉卵巢组织，未见明显恶性病变，请待石蜡切片进一步观察。向患者家属交代病情，子宫肿物不除外腺肉瘤可能，大网膜部分增厚，质硬，行子宫＋右侧附件切除术、大网膜切除。探查见腹膜表面、肠管、肝表面、脾脏、膈肌、阑尾表面光滑。标本肉眼所见：子宫肌壁间、浆膜下多发肌瘤结节，与周围组织分界清，质硬，表面光滑，灰白色，内膜中厚，颈管黏膜未见明显异常，右侧卵巢输卵管未见明显异常。病理学诊断：〈子宫肿物〉混合型上皮－间叶性肿瘤，上皮异型性不明显，间质以梭形细胞为主，可见灶状软骨，核轻、中度异型性，不除外腺肉瘤可能，请待石蜡进一步观察。〈左侧附件〉卵巢组织，未见明显恶性病变，请待石蜡切片进一步观察。〈子宫肿物〉混合型上皮－间叶性肿瘤，上皮异型性不明显，间质以梭形细胞为主，可见黏液变性及灶状软骨，核中、重度异型性，核分裂象＞2个/10HPF，部分区域核分裂象＞10个/10HPF，伴灶片状退变坏死，结合形态及免疫组化结果，符合高级别腺肉瘤伴有肉瘤性过度生长，灶状异源性分化。〈左侧附件〉卵巢多发囊状黄体，生发上皮包涵囊肿，输卵管组织未见特殊，泡状附件。免疫组化：〈子宫肿物〉ER（＋），PR（＋），CD10（＋），WT1（＋），SMA（部分＋）、Desmin（＋）、S－100P（－）、CK－pan（上皮＋，间质－）、Vimentin（＋）、Ki－67（＋30％）、Calretinin（灶＋）、P53（散＋）、CD99（－）、Inhibin－a（－）、Myogenin（－）。手术困难但顺利，麻醉满意。术中患者生命体征平稳。手术失血200mL。术中未输血，输液1500ml。尿量1250ml，尿色淡黄、清亮，无血凝块。切除标本送病理学检查。未发生手术并发症。手术结束后安返病房，予补液治疗，严密观察生命体征、切口、阴道流血情况、尿量等。

12. 术后诊断：高级别子宫腺肉瘤ⅠA期、子宫多发肌瘤、绝育术后。

（二）术后护理

1. 一般护理：参见子宫肉瘤的护理措施。

2. 休息与活动：手术当天以卧床活动为主，术后第1天可下床活动，有效活动能促进血液循环、预防深静脉血栓形成，促进胃肠道蠕动，有助于早期肛门排气，尽早恢复饮食。

3. 饮食指导：术后返回病房6小时后可饮水，禁饮奶制品、豆制品、含糖饮料，以免产气加重术后腹胀。肛门排气后可改半流食，如稀饭、蒸蛋等。

4. 清洁护理：日常清洁护理包括洗脸、刷牙、头发梳理等。专科清洁护理指外阴清洁，早晚清水洗净外阴，预防尿路及阴道的逆行感染，清水洗净后使用配置的碘伏溶液再次清洁。

5. 疼痛管理：指导患者使用镇痛泵，若镇痛泵无法有效镇痛时，及时向医生汇报，遵医嘱使用其他镇痛药。指导患者采取分散注意力等方式缓解疼痛。

6. 管道护理：

1）留置针的护理：查看患者留置针是否在有效期内，敷料有无卷边，穿刺点周围有无红肿或肿胀，穿刺点有无渗血渗液，按时巡视病房检查患者液体输入进度、是否通畅，及时发现问题并处理，避免患者输液时间过长影响夜间休息。

2）腹腔引流管的护理：查看腹部敷料是否清洁干燥，引流管内液体颜色是否正常，引流液是否在正常范围，指导患者及其家属正确管道，避免管道牵拉、打折、脱出。

3）保留尿管的护理：检查尿管是否固定稳妥，查看尿色是否正常，准确记录尿量，指导患者及其家属正确保护尿管，避免牵拉、打折、脱出，避免尿袋位置高于膀胱而导致尿液反流引起尿路感染。

7. 用药指导：告知患者及其家属用药的名称、时间、方法、不良反应及疗效的观察。按要求巡视病房，指导并监督患者正确用药，适时评估患者用药是否出现不良反应，评估患者用药后症状是否得以环节，用药疗效是达到预期目标。

8. 健康教育。

1）休息 3 个月，禁盆浴、性生活、重体力劳动 6 个月。

2）术后 1 个月以软食为主，加强营养，避免增加腹压的动作，保持大便通畅。

3）保持切口敷料干燥。

4）如有发热（>37.5℃）、切口异常、阴道大量出血或脓性分泌物、腹痛、扪及腹部包块等不适，请及时就诊。腹部轻微疼痛及阴道少许血性分泌物属正常现象。

6）出院后 1 个月妇科门诊复查。术后 2 年内，每 3~4 个月门诊复查 1 次；术后 3~5 年，每 6~12 个月门诊复查 1 次。复查时带上出院记录及病理报告单。

三、病例 3：子宫内膜癌肉瘤

患者，女性，68 岁。入院生命体征平稳，身高 1.52m，体重 70kg。

（一）病情概述

1. 主诉：绝经后阴道间断流液 5$^+$ 月，加重 20$^+$ 天。

2. 现病史：5$^+$ 月前无诱因阴道少量流液，色黄，无腹痛等其他不适症状，未予以重视。20$^+$ 天前阴道少量出血，色淡粉，出血量逐渐增多，出现下腹部胀痛不适，伴四肢乏力、发热。自行口服宫血停颗粒止血，于当晚阴道排出约鸡蛋大小血块，随后自觉腹痛、腹胀、发热等症状明显缓解。于当地医院住院治疗 1 周，住院期间给予止血、补血、消炎等对症治疗，取宫颈口处组织送病理学检查，结果示恶性肿瘤。TCT 示恶性肿瘤。HPV-58 弱阳性。盆腔彩超示宫腔内可见大小约 8.3cm×4.1cm 不均质回声团，其内可见点状彩色血流信号。盆腔 MRI 示宫颈管内可见一类圆形等长 T_1、T_2 信号，其内信号不均匀，压脂 T_2 及 DWI 序列上为不均匀略高信号影，病灶大小约 4.5cm×2.9cm×5.1cm，边界清晰，考虑子宫内膜癌。患者为求进一步诊治入我院。盆腔彩超示宫腔及宫颈管内可见大小约 57.5mm×20.5mm 的偏强不均质回声区，与肌层分界不清，可见丰富血流信号；宫颈增大，大小约 43.5mm×33.7mm，宫颈管结构消失，与宫体及阴道均分界不清，考虑"子宫肿瘤"。患者自发病以来，精神、食欲尚可，睡眠一般，无头晕、乏力及心悸，二便正常，体重无变化。

3. 既往史：40$^+$ 年前于当地医院行绝育术。其余无特殊。

4. 月经史：初潮年龄 12 岁，月经周期 24~26 天，经期 3~5 天，经量中等，无痛经，绝经年龄 52 岁。

5. 婚育史：顺产次数 3，流产次数 1，剖宫产次数 0，宫外孕次数 0，否认葡萄胎，无计划生育措施。其他无特殊。

6. 专科查体情况：外阴正常，已婚经产型。阴道通畅，可见少许血性分泌物，无异味。宫颈光滑，无触血。宫体前位，大小约 7cm×6cm，形态饱满，表面光滑，活动好，质软，无压痛。双侧附件未扪及异常。三合诊见直肠黏膜光滑，骶主韧带未及明显结节。

7. 初步诊断：子宫肿瘤、下生殖道 HPV 感染、绝育术后。

8. 术式：全麻下腹腔镜下子宫全切术、双侧附件切除术。

9. 术中情况：无腹水，大网膜与右下腹壁粘连，分离粘连后见子宫大小约 6cm×5cm，形态规则，表面光滑，双侧附件与阔韧带后叶粘连，分离粘连后见双侧卵巢萎缩，双侧输卵管未见明显异常；腹膜、肠系膜、肝脾、膈肌、大网膜、阑尾表面光滑。剖视标本见子宫肌层未见明显异常，宫腔左后壁可见大小约 5cm×3cm 菜花状病灶，质脆。左侧壁可见大小约 3cm×2cm 病灶，质硬。右侧宫角可见大小约 2cm×1cm 病灶，质硬，内膜薄。颈管黏膜未见明显异常。双侧附件未见明显异常。病理学检查示〈子宫＋双侧附件〉子宫腔内见肿瘤部分呈低分化子宫内膜样癌，FIGO 3 级，部分呈圈形、短梭形，弥漫成片生长，可见瘤巨细胞，结合免疫组化结果符合子宫癌肉瘤，浸润深度＜1/2 子宫肌层，累及宫体下段，可见脉管内瘤栓，未见明确神经侵犯；慢性宫颈炎伴糜烂，腺体鳞化；宫旁未见特殊；双侧卵巢可见白体，包含囊肿；双侧输卵管黏膜慢性炎症，右侧输卵管积液。免疫组化见 CK－pan（灶＋）、Vimentin（＋）、CD10（部分＋）、SMA（部分＋）、CD34（局灶＋）、Desmin（－）、S－100P（局灶＋）、Ki－67（70％＋）、H－caldesmon（－）、PAX－8（部分＋）、P53（＋40％）、ER（－）、PR（－）、PTEN（－）、P16（＋）、CEA（P）（－）、NapsinA（－）、PAX－2（部分＋）、GATA－3（－）。手术困难但顺利，麻醉满意。术中患者生命体征平稳。手术失血 100mL。术中未输血，输液 2000mL。尿量 1200mL，尿色淡黄、清亮，无血凝块。切除标本送病理学检查。未发生手术并发症。手术结束后返回重症监护室密切监护，予补液治疗，严密观察生命体征、切口、阴道流血情况、尿量等。

10. 术后诊断：子宫内膜癌肉瘤ⅠA 期、双侧慢性输卵管炎、右侧输卵管积液、下生殖道 HPV 感染、绝育术后。

（二）术后护理

1. 一般护理。
参见子宫肉瘤的护理措施。

2. 术后早期护理。

1）生命体征监测：持续心电监护，密切观察血压、心率、呼吸、血氧饱和度，警惕术后出血或感染。记录尿量，评估肾功能（尤其盆腔淋巴结清扫者）。

2）切口护理：保持腹部或阴道切口清洁干燥，每天消毒，观察有无渗血、渗液、红肿等感染征象。腹腔镜或开腹手术患者需注意引流管护理，记录引流液颜色、性状和量，警惕乳糜漏（淋巴结清扫后）。

3）疼痛管理：按世界卫生组织（WHO）阶梯镇痛原则用药（如NSAIDs、阿片类药物），评估镇痛效果。指导患者正确使用腹带减轻腹部张力，咳嗽时按压切口减少疼痛。

4）活动与体位：麻醉清醒后尽早半卧位，术后6小时鼓励床上翻身，24小时后逐步下床活动，预防深静脉血栓形成（DVT）。活动时注意固定引流管，避免牵拉。

5）饮食管理：术后6小时禁食，逐步过渡至流质、半流质、普食，以高蛋白质、高膳食纤维、易消化食物为主（如鱼、蛋、绿叶蔬菜）。避免产气食物（如豆类、牛奶），减轻腹胀。

3. 并发症的预防与处理。

1）出血：观察阴道流血量（保留宫颈或经阴道手术）、切口渗血及引流液，若引流液>100mL/h或呈鲜红色，立即向医生汇报并处理。

2）感染：监测体温，查血常规、C反应蛋白；保持会阴清洁，术后可行会阴擦洗。遵医嘱使用抗生素，警惕盆腔脓肿或切口感染。

3）深静脉血栓形成：术后穿弹力袜、气压治疗，鼓励做踝泵运动；血栓高风险患者需使用低分子量肝素抗凝。

4）膀胱功能恢复：留置尿管一般24～48小时后拔除，拔管后监测排尿情况，警惕尿潴留（可因盆腔神经损伤引起）。

4. 健康教育。

1）休息3个月，禁盆浴、重体力劳动6个月。

2）术后1个月以软食为主，加强营养，避免增加腹压的动作，保持大便通畅。

3）保持切口敷料干燥。

4）如有发热（>37.5℃）、切口异常、阴道大量出血或脓性分泌物、腹痛、扪及腹部包块等不适，请及时就诊。腹部轻微疼痛及阴道少许血性分泌物属正常现象。

5. 长期随访与肿瘤管理。

1）定期复查：术后2年内每3个月复查1次盆腔超声、CT、肿瘤标志物；术后3～5年内每6个月复查1次。关注异常阴道流血、盆腔疼痛、体重下降等提示复发的症状。

2）配合辅助治疗：根据病理分期，可能需要辅助化疗（如多柔比星＋异环磷酰胺）或放疗。需针对不良反应（如骨髓抑制、恶心）进行干预。

3）复发监测：子宫肉瘤易血行转移至肺、肝，需定期行胸/腹部影像学检查。

4）特殊情况护理：保留生育功能手术者，需密切随访，建议在肿瘤专科及产科共同管理下妊娠。广泛转移或姑息手术者，侧重疼痛控制（如阿片类药物）、恶病质营养支持及临终关怀。

四、病例 4：高级别子宫内膜间质肉瘤

患者，女性，37 岁。入院生命体征平稳，身高 163cm，体重 70kg。

（一）病情概述

1. 主诉：发现高级别子宫内膜间质肉瘤 6$^+$ 月，6 次化疗后。

2. 现病史：患者平素月经规律，6$^+$ 月前因"阴道不规则流血"于外院行诊断性刮宫术，术后病理学检查示高级别子宫内膜间质肉瘤。外院行"腹腔镜下子宫全切术＋双侧输卵管切除术＋双侧卵巢移位固定术"，术后病理学检查示子宫体下段肿瘤，符合高级别子宫内膜间质肉瘤，肿瘤大小 4cm×2.5cm×1cm，肿瘤侵及子宫肌壁浅层（小于 1/2）及部分颈管内膜，查见神经侵犯，未见明确脉管内癌栓，周围子宫肌壁及内膜未见肿瘤累及，阴道壁切缘（－），腹水未查见肿瘤细胞。分子分型为内膜样癌低拷贝型。术后完成多柔比星单药化疗 6 次。现患者为求进一步诊治来我院门诊就诊。我院病理切片会诊示〈子宫体肿物〉手术切除标本，查见高级别子宫内膜间质肉瘤。免疫组化示 CyclinD1（＋）、BCOR（＋）、WT－1（＋）、Desmin（－）、caldesmon（－）、CD10（－）、S－100（－）、CD34（－）、Ki－67（阳性率约 90%）。今为手术治疗入我科。患者自患病来精神、食欲可，睡眠佳，大小便正常，体重无明显变化。

3. 既往史：4 年前确诊甲状腺功能减退症，长期口服左甲状腺素钠（优甲乐）治疗。否认病毒性肝炎、结核或其他传染病史，预防接种史不详，自诉对青霉素、头孢皮试过敏，无外伤史。4 年前行宫腔镜手术（具体不详），既往行 IVF－ET 失败。无输血史，无其他特殊病史。

4. 月经史：初潮年龄 13 岁，月经周期 30~40 天，经期 3~4 天，子宫全切术后绝经。无痛经，经量正常，白带正常。

5. 婚育史：29 岁结婚，配偶体健，无离异、再婚、丧偶史。初次性生活年龄不详，无婚外性伴侣，否认近亲婚配。顺产次数 0，流产次数 0，剖宫产次数 0，宫外孕次数 0，否认葡萄胎，无计划生育措施。

6. 家族史：父亲健在，母亲健在，弟弟体健，无家族遗传病史。

7. 专科查体情况：第二性征为女性，已婚未产式。外阴发育正常。阴道通畅，无畸形，黏膜色泽正常，分泌物少，白色稀糊样，无异味。阴道断端光滑，盆腔空虚无压痛。

8. 初步诊断：高级别子宫内膜间质肉瘤ⅠA 期、高级别子宫内膜间质肉瘤ⅠA 期术后化疗后、甲状腺功能减退症、1 次腹部手术史。

9. 术式：全麻下腹腔镜下双侧卵巢切除术、盆腔多点活检术、肠粘连松解术。

10. 术中情况：手术顺利，麻醉满意。术中患者生命体征平稳。术中未见腹水。部分肠管与盆腔侧壁、膀胱膜性粘连，遮挡盆腔。分粘后见左侧卵巢萎缩，大小约 2.5cm×1.5cm×0.5cm，外观未见明显异常。右侧卵巢萎缩，大小约 2cm×1.5cm×0.5cm，外观未见明显异常。右侧盆侧壁见一约 0.3cm 质硬结节。盆腔淋巴结、腹主动脉旁淋巴

结未发现增大变硬等异常。探查大网膜、肠管、阑尾、胃、肾、肝面、膈面，未见明显异常。手术失血 2mL。术中无输血，输液 1000mL。尿量 100mL，尿色淡黄、清亮，无血凝块。切除标本送病理学检查。未发生手术并发症。术中使用超声刀、高频电刀（双极）。

11. 术后诊断：高级别子宫内膜间质肉瘤ⅠA期，肠粘连，高级别子宫内膜间质肉瘤ⅠA期术后化疗后，甲状腺功能减退症，2次腹部手术史。

（二）术后护理

1. 一般护理。参见子宫肉瘤的护理措施。

2. 甲状腺功能减退症的护理。

1）病情观察与监测：定期测量体温、心率、血压。甲状腺功能减退症患者常表现为低体温（<36℃）、心动过缓（心率<60 次/分）。观察有无黏液性水肿、昏迷的征兆，如意识模糊、低血压、低血糖、呼吸抑制等（需紧急处理）。

2）症状评估：记录乏力、畏寒、皮肤干燥、便秘、体重增加、声音嘶哑等症状的变化。关注水肿情况（尤其是颜面及四肢非凹陷性水肿）。

3）药物治疗与护理：左甲状腺素（如优甲乐）是主要治疗药物。应在早餐前 30～60 分钟空腹服用，避免与钙剂、铁剂、豆制品同服（间隔至少 4 小时）。从小剂量开始调整，逐渐加量（尤其是老年患者或合并心脏病者），定期复查促甲状腺激素（TSH）、游离三碘甲状腺原氨酸（FT$_3$）、游离甲状腺素（FT$_4$）。观察药物过量反应（如心悸、手抖、多汗等）。强调终身服药的必要性，不可随意停药或调整剂量，提高患者用药依从性。

4）生活护理与饮食管理：进食高蛋白质、高膳食纤维、低脂饮食，如瘦肉、鱼类、蔬菜、全谷物，避免高胆固醇食物（如动物内脏）。适量补碘，补碘量根据病因调整（如桥本甲状腺炎需低碘、缺碘性甲减需适当补碘）。预防便秘，增加饮水、膳食纤维（如燕麦、芹菜）的摄入，必要时使用缓泻剂。

5）环境与活动：注意保暖，避免低温环境，防止受凉诱发黏液性水肿。适度运动，如散步、瑜伽，避免过度劳累。

6）并发症的预防与护理。

（1）黏液性水肿昏迷：诱因为感染、寒冷、使用镇静剂等。一旦发生黏液性水肿、昏迷，应立即给予甲状腺激素静脉注射、保温及糖皮质激素注射，密切监测生命体征。

（2）心血管并发症：长期甲状腺功能减退症可导致心包积液、高脂血症，需定期监测心电图、血脂水平。

7）心理护理与健康教育：甲状腺功能减退症患者易出现抑郁、情绪低落，需加强沟通，鼓励患者参与社交活动。

3. 健康教育。

1）禁止性生活、盆浴、重体力劳动 4 周。

2）保持切口敷料干燥，1 周后自行拆除敷料。

3）如有发热（>37.5℃）、切口异常、阴道大量出血或脓性分泌物、腹痛、扪及腹部包块等不适，请及时就诊。腹部轻微疼痛及阴道少许血性分泌物属正常现象。

4）术后 1 个月门诊复诊。妇科、肿瘤科、内分泌科长期随访。

五、病例 5：子宫平滑肌肉瘤

患者，女性，58 岁。入院生命体征平稳，身高 152cm，体重 70kg。

（一）病情概述

1. 主诉：子宫肌瘤挖除术后，病理诊断平滑肌肉瘤 2^+ 月。

2. 现病史：2^+ 月前患者因子宫肌瘤于当地医院行经腹子宫肌瘤挖除术，术后病理学检查示〈子宫肌瘤〉平滑肌瘤伴凝固性坏死，细胞丰富，灶性轻度非典型增生，符合平滑肌肉瘤。免疫组化示肿瘤细胞。10^+ 天前患者就诊于我院，病理科会诊示〈子宫肌瘤〉平滑肌肉瘤。免疫组化示 Desmin（+++）、caldesmon（++）、calponin（+++）、SMA（++）、ER（++）、PR（++）、CD10（-）、CyclinD1（散在+）、P53（-）、Ki-67（阳性率 5%~7%）。现患者为求手术治疗入我科。患者患病以来，睡眠、食欲可，大小便正常，体重无明显变化。

3. 既往史：一般情况良好，否认病毒性肝炎、结核或其他传染病史，已接种乙肝、卡介苗、脊灰、麻疹、百白破、乙脑等疫苗，无过敏史，无外伤史。2^+ 月前因子宫肌瘤，外院行经腹子宫肌瘤挖除术。10^+ 年前因右侧膝盖骨折行钢板置入术，现钢板已取出。无输血史，无其他特殊病史。

4. 月经史：初潮年龄 13 岁，月经周期 30 天，经期 4~5 天，已绝经。无痛经，经量正常，白带正常。

5. 婚育史：25 岁结婚，配偶体健，无离异、再婚、丧偶史。初次性生活年龄 25 岁，无婚外性伴侣，否认近亲婚配。顺产次数 2，流产次数 0，剖宫产次数 0，宫外孕次数 0，否认葡萄胎，无计划生育措施。

6. 家族史：父亲健在，母亲健在，兄弟姐妹体健，无家族史及遗传病史。

7. 专科查体情况：第二性征为女性，已婚已产式。外阴发育正常。阴道通畅，无畸形，黏膜色泽正常，分泌物多，白色稀糊样，无异味。宫颈不肥大，光滑，无触血，宫颈管内无出血。宫体前位，如孕 50^+ 天大小，后壁扪及大小约 3^+ cm 结节。双侧附件未扪及异常。

8. 初步诊断：子宫平滑肌肉瘤、1 次腹部手术史。

9. 术式：全麻下腹腔镜下全子宫、双侧附件切除术，肠粘连松解术，输尿管粘连松解术，肠修补术，腹壁切口二期清创缝合术。

10. 术中情况：手术困难但顺利，麻醉满意，术中患者生命体征平稳。充气顺利，总充气量 201L。置观察镜顺利，置操作镜顺利。手术失血量 500mL，术中未输血，输液 2000mL。尿量 300mL，尿色淡黄、清亮，无血凝块。切除标本送病理学检查。未发生手术并发症。术中使用超声刀、百克钳、氩气刀。术毕患者安返病房，计划补液 2000mL，拟用头孢美唑钠 1g，每 8 小时 1 次预防感染。严密观察患者生命体征、切口、阴道流血情况、尿量、引流等情况。

11. 术后诊断：子宫平滑肌肉瘤、腹壁切口愈合延迟、2 次腹部手术史、肠粘连、输尿管粘连、术后发热。

（二）术后护理

1. 一般护理。参见子宫肉瘤的护理措施。

2. 术后发热的护理。

1）评估与监测：定时测量体温（每 4～6 小时 1 次），记录热型（稽留热、弛张热等）。观察患者心率、呼吸、血压变化，警惕感染性休克或脓毒症。如患者发生高热（≥38.5℃）或持续低热（≥3 天），需及时向医生汇报并处理。

2）发热原因分析：术后 24 小时内多为手术创伤或吸收热（通常≤38.5℃）。术后 3～7 天警惕感染（如切口感染、泌尿系统感染、盆腔炎、肺部感染）。术后 7 天后需排除深静脉血栓形成、药物热等。

3）伴随症状观察：切口红肿、渗液、疼痛加重，提示切口感染。咳嗽、咳痰、呼吸音异常，提示肺部感染/肺不张。尿频、尿急、尿痛，警惕泌尿系统感染。下肢肿胀、疼痛，需排除深静脉血栓形成。

4）一般护理：体温≤38.5℃可温水擦浴（避开胸前区、足底），体温≥38.5℃遵医嘱使用退热药（如布洛芬、对乙酰氨基酚）。鼓励患者多饮水（无禁忌时），维持水电解质平衡；给予高蛋白质、高维生素饮食。保持病房通风，温湿度适宜，减少探视人员。

5）切口与引流管护理：观察切口有无红肿、渗液、异味，敷料及时更换。妥善固定引流管，观察引流液的颜色、性状（脓性、血性等）和量，保持引流管通畅。

6）预防与控制感染：严格执行无菌操作，加强手卫生。留置尿管者每天进行会阴护理，尽早拔管。术后早期协助患者翻身、叩背，鼓励有效咳嗽排痰（预防肺不张）。

7）特殊原因处理：术后早期活动下肢，穿弹力袜，必要时遵医嘱进行抗凝治疗。如为药物热，停用可疑药物（如抗生素）后体温可下降。吸收热一般无须特殊处理，加强观察即可。

8）特殊情况处理：如患者发生高热惊厥或谵妄，立即采取降温措施（冰袋、退热药），保护患者安全，防止坠床。保持呼吸道通畅，必要时吸氧。如患者出现感染性休克征象（如血压下降、意识模糊），快速补液，遵医嘱使用血管活性药物及抗生素，做好抢救准备。

3. 健康教育。

1）休息 3 个月，禁盆浴、性生活、重体力劳动 6 个月。

2）术后 1 个月内以软食为主，加强营养，避免增加腹压的动作，保持大便通畅。

3）如有发热（>37.5℃）、切口异常、阴道大量出血或脓性分泌物、腹痛、扪及腹部包块等不适，请及时就诊。腹部轻微疼痛及阴道少许血性分泌物属正常现象。

4）出院后 1 个月妇科门诊复查。术后 2 年内，每 3～4 个月门诊复查 1 次；术后 3～5 年内，每 6～12 个月门诊复查 1 次。

第七章　葡萄胎

第一节　疾病概述

妊娠滋养细胞疾病（gestational trophoblastic disease，GTD）是一组起源于胎盘组织的、在子宫内发生的良性和恶性肿瘤，包括绒毛膜癌、葡萄胎、侵蚀性葡萄胎、上皮样滋养细胞肿瘤、胎盘滋养细胞肿瘤等多种类型。

葡萄胎（hydatidiform mole，HM）是妊娠后胎盘绒毛滋养细胞增生，间质高度水肿，形成大小不一的水泡，水泡间相连成串，形如葡萄，亦称水疱状胎块。葡萄胎可分为完全性葡萄胎（complete hydatidiform mole，CHM）和部分性葡萄胎（partial hydatidiform mole，PHM）。完全性葡萄胎的胎盘绒毛全部受累，整个宫腔充满水泡，弥漫性滋养细胞增生，无胎儿及胚胎组织。部分性葡萄胎部分胎盘绒毛肿胀变性，局部滋养细胞增生，可见胚胎及胎儿组织，但胎儿多死亡。

一、流行病学

据报道，完全性葡萄胎和部分性葡萄胎的发生率分别为 1/1000 和 3/1000。完全性葡萄胎的危险因素包括育龄和既往葡萄胎史。

二、病因

（一）营养状况

平日饮食中缺乏动物脂肪、维生素 A 及其前体胡萝卜素的人群发生葡萄胎的概率较高。

（二）年龄

小于 21 岁和大于 35 岁的女性发生葡萄胎的风险更高，50 岁以上女性妊娠时约 1/3 可发生葡萄胎。

（三）既往葡萄胎、流产和不孕史

既往发生过葡萄胎、流产和不孕的女性患者，再次发生葡萄胎的风险高于普通女性。

（四）内分泌失调

动物实验证明，妊娠早期切除卵巢可使胎盘产生水泡样变，因而认为雌激素不足可能是葡萄胎的病因之一。

三、临床表现

（一）完全性葡萄胎

1. 停经后阴道流血：停经后 8~12 周出现不规则阴道流血，量多少不定。若患者大血管破裂可造成大出血，导致休克甚至死亡。

2. 子宫异常增大、变软：随着停经周数的延长，子宫会随之增大，常表现为大于停经月份，子宫质地极软。

3. 妊娠呕吐：常发生于子宫异常增大、血清 hCG 水平异常增高的患者。

4. 子痫前期征象。

5. 卵巢黄素化囊肿。

6. 腹痛：常常表现为阵发性下腹痛，通常与子宫增大、葡萄胎进展过快有关。

7. 甲状腺功能亢进征象。

（二）部分性葡萄胎

1. 除阴道流血外，通常没有完全性葡萄胎的典型症状，子宫大小与停经月份相符或小于停经月份。

2. 妊娠呕吐较少见，如若存在，症状也较轻。

3. 多数无子痫前期的症状。

4. 通常无腹痛及卵巢黄素化囊肿。

四、辅助检查

1. 超声检查：诊断葡萄胎最常用的方法，经阴道超声检查较经腹超声检查更为清晰。完全性葡萄胎的典型超声表现为子宫大于停经月份，无妊娠囊或胎心搏动，宫腔内充满不均质的密集状或"落雪状"回声，水泡较大时则呈"蜂窝状"。

2. hCG：血清 hCG 水平是诊断葡萄胎的另一项辅助检查，葡萄胎患者的血清 hCG 水平常高于正常孕周水平。

3. 染色体核型分析：完全性葡萄胎的染色体核型为二倍体型，而部分性葡萄胎为三倍体型。

4. 其他检查：如 X 线、肝功能、肾功能、血常规等检查。

五、治疗

1. 清宫：发现葡萄胎后应及时清宫，移除宫内异常组织，清宫前需排除有无并发症。如发生休克、子痫前期等并发症，则应先处理并发症。

2. 卵巢黄素化囊肿在清宫后会自行消退，一般无须特殊处理，但发生急性蒂扭转时则需做穿刺抽吸液体；蒂扭转时间较长导致坏死，则需要做患侧附件切除术。

3. 全子宫+双侧输卵管切除术：对于无保留生育要求的葡萄胎患者，通常可考虑行全子宫+双侧输卵管切除术。但手术并不能预防子宫外转移的发生，故术后仍需定期随访。

4. 预防性化疗：不推荐常规行化疗。对于有高危因素及随访困难的完全性葡萄胎患者可适用，部分性葡萄胎患者不做化疗。

六、护理评估

（一）健康史

需要评估患者的月经史、生育史，本次妊娠早孕反应发生的时间及程度；有无阴道流血，若有，则需要详细评估阴道流血的颜色、性质和量，是否有伴随症状，如腹痛；是否有水泡状物质从阴道排出。此外，还需评估患者的家族史，包括妊娠滋养细胞疾病史。

（二）临床症状

患者会出现反复阴道流血，需评估患者是否出现贫血、感染的相关表现。子宫增大时，患者可出现腹部不适甚至腹痛，需评估腹痛的性质。发生卵巢黄素化囊肿急性蒂扭转时会出现急腹症。

七、护理措施

（一）生活护理

1. 病房环境：病房保持安静、整洁，使患者能安静休息。

2. 饮食指导：给予患者高蛋白质、高营养、清淡、易消化的食物，包括鸡蛋、牛奶、鱼肉、瘦肉等。若患者存在妊娠呕吐相关症状，则需注意口腔卫生，禁辛辣等刺激性食物。

3. 休息及卫生指导：对于有阴道流血的患者，可指导患者进行外阴清洁，必要时每天进行会阴擦洗，保持内裤干净。指导患者保持充足的睡眠。

（二）病情观察

密切监测患者生命体征变化，观察阴道流血和腹痛情况，评估排出物和出血的性质和量，发现水泡样组织排出，需要及时向医生汇报并送检。

（三）对症支持

失血量多或行葡萄胎刮宫术的患者，要进行吸氧，保持去枕平卧。及时建立静脉通道，做好输血及输液的准备。

（四）心理护理

1. 葡萄胎虽然是一种良性肿瘤，但经历葡萄胎可引发多种负面情绪，如悲伤、焦虑、恐惧等，因此，需要给患者提供心理支持，必要时进行专业的心理咨询。

2. 家庭沟通：葡萄胎患者由于激素水平变化，情绪起伏较大，需取得家属的理解和支持。鼓励家属与患者交流，在患者情绪低落时需加强沟通，增加家人间的相互理解和支持。

3. 加入支持团体：鼓励患者与病友分享自己的经历与感受，找到情感共鸣。

（五）健康教育

1. 出院指导：嘱患者注意休息，3个月内避免剧烈运动和重体力劳动，加强营养，保持外阴清洁、大便通畅。每次刮宫术后禁止盆浴及性生活1个月，出院后密切观察阴道流血及腹痛情况，发现异常及时就诊。

2. 随访：确诊为完全性或部分性葡萄胎后必须进行规律随访。定期进行 hCG 检查，清宫术后每周1次，直到连续3次正常；之后每个月1次共6个月，连续6次检查后每2个月1次共6个月。

3. 葡萄胎患者治疗后1年内应可靠避孕，建议使用避孕套或口服避孕药进行避孕。

第二节　典型病例

患者，女性，49岁。入院时生命体征平稳，身高163cm，体重64kg。

一、病情概述

1. 主诉：停经 6^+ 月，间断阴道流血 1^+ 周。

2. 现病史：患者既往月经不规律，末次月经 6^+ 月前，停经后患者无特殊不适，未引起重视，未就诊。1^+ 周前，患者无明显诱因出现阴道少许暗红色血性分泌物。1天前，患者于外院就诊，诊断为"妊娠滋养细胞疾病"。患者为求进一步诊治，于我院就诊。彩超检查提示子宫前位，宫体大小 7.8cm×9.2cm×7.8cm，内膜回声不明显，宫腔内查见大小 7.6cm×4.7cm×6.4cm 的不均质稍强回声，内可见多个泡状液性暗区，与部分肌壁分界欠清，受团块挤压，四周肌壁菲薄，肌壁回声欠均匀，未探及明显异常血流信号。双侧附件区未见确切占位。hCG 87146.3mIU/mL。门诊考虑"葡萄胎"收治入院。现患者伴少许暗红色血性分泌物，无发热、寒战，无心累、气促，无恶心、呕吐，无腹胀、腹痛等不适。自患病以来，患者精神、食欲尚可，大小便未见异常，体重无明显改变。

3. 既往史：一般情况良好，否认病毒性肝炎、结核或其他传染病史，无过敏史，无外伤史。19 年前因"甲状腺包块"行甲状腺切除术。17 年前行剖宫产术，3 年前行腹腔镜下胆囊切除术。无输血史，无其他特殊病史。

4. 月经史：初潮年龄 12 岁，近期月经周期不规律，无痛经，经量正常，白带正常。

5. 婚育史：23 岁结婚，配偶体健，无离异、再婚、丧偶史。初次性生活年龄 23 岁，无婚外性伴侣，否认近亲婚配。顺产次数 0，流产次数 3，剖宫产次数 1，宫外孕次数 0，否认既往葡萄胎史，无计划生育措施。

6. 家族史：父亲健在，母亲健在，兄弟姐妹体健，无家族史及遗传病史。

7. 专科查体情况：第二性征为女性，已婚未产式。外阴发育正常。阴道通畅，无畸形，黏膜色泽正常，分泌物多，白色稀糊样，无异味。宫颈不肥大，光滑，无触血，宫颈管内无出血。宫体前位，增大明显，如孕 3^+ 月大小，质韧，表面光滑，无压痛。双侧附件未扪及异常。

8. 辅助检查：阴道（子宫及双侧附件）（彩超）子宫前位，宫体大小 7.8cm×9.2cm×7.8cm，内膜回声不明显，宫腔内查见大小 7.6cm×4.7cm×6.4cm 的不均质稍强回声，内可见多个泡状液性暗区，与部分肌壁分界欠清，受团块挤压，四周肌壁菲薄；肌壁回声欠均匀，未探及明显血流信号，双侧附件区未见确切占位。hCG 87146.3IU/mL。

9. 初步诊断：葡萄胎、2 次腹部手术史。

10. 术式：全麻下经腹子宫全切术、经腹右侧输卵管卵巢切除术、经腹左侧输卵管切除术、肠粘连松解术、输尿管粘连松解术。

11. 术中情况：腹腔内未见明显腹水。大网膜与腹前壁形成膜状粘连，部分肠系膜与左侧输卵管形成膜状粘连，松解粘连后见子宫前位，如孕 3^+ 月大小，表面光滑，质地柔软，肌壁未见明显紫蓝色结节。左侧输卵管外观大致正常，左侧卵巢外观未见明显异常。右侧输卵管外观未见明显异常，右侧卵巢表面呈沟壑状改变。术中见双侧输尿管与同侧盆腹膜、宫旁组织致密粘连，并牵拉上移，松解粘连后见双侧输尿管蠕动正常，未见发白、积水、增粗。术中探查膀胱、直肠未见明显异常。术后剖视见子宫增大，如孕 3^+ 月，肌壁正常，未见占位病变。宫腔内可见大量泡状结构，与肌层分界清楚，宫颈管未见异常。右侧附件剖视未见异常。将全子宫及右侧附件及左侧输卵管送病理学检查。

12. 术后诊断：葡萄胎、肠粘连、输尿管粘连、3 次腹部手术史、轻度贫血。

13. 术后情况：术后患者生命体征平稳。病理学检查结果示〈子宫内水泡样物〉完全性葡萄胎。免疫组化示 P57（－）、Ki－67（阳性率约 80%）。术后复查血红蛋白 95g/L。

二、术后护理

1. 一般护理。

1）保持呼吸道通畅，安置心电监护，密切监测生命体征变化，并做好记录。确保各种导管、输液管通畅，准确记录患者出入量，如发现异常情况应及时向医生汇报并处理。

2）切口护理：观察切口敷料有无渗血渗液，及时发现并处理，避免造成切口感染。

3）疼痛护理：评估患者疼痛情况，术后可使用镇痛泵缓解疼痛，夜间可注射镇痛药。多给予患者同情及安慰。

4）尿管护理：患者在行子宫全切术后留置尿管，应注意保持尿管通畅，观察尿液的颜色、性质和量，鼓励患者多饮水，达到冲洗膀胱的目的。一般术后 24～48 小时可拔除尿管。

5）饮食指导：术后 6 小时可饮水，无呛咳情况下可进流食，如小米粥、蒸蛋、素面。待肛门恢复排气后，逐渐过渡到普食；饮食宜少食多餐，禁食豆类、奶制品、豆浆等产气食物。

6）活动指导：术后患者应尽早开始翻身，并协助患者按摩肢体。采用气压治疗预防下肢静脉血栓形成，促进肠道功能恢复。

2. 健康教育。

1）休息 6 周，禁性生活、盆浴 3 个月，禁重体力劳动 6 个月。

2）保持切口敷料干燥，1 周后至伤口门诊或当地医院拆线。如切口有异常情况及时就诊。

3）出院后每周复查血清 hCG 水平，直至连续正常 3 次。然后每月 1 次，持续 6 个月。此后每半年 1 次，共随访 2 年。

4）如有发热＞37.5℃、切口异常、阴道大量流血或脓性分泌物、腹痛等不适，请及时就诊。腹部轻微疼痛及阴道少许血性分泌物属正常现象。

第八章　妊娠滋养细胞肿瘤

第一节　疾病概述

妊娠滋养细胞肿瘤（gestational trophoblastic tumor，GTT）是一种由胚胎滋养细胞恶性病变形成的肿瘤，其中大约 60% 继发于葡萄胎，大约 30% 继发于流产，大约 10% 继发于异位妊娠或足月妊娠。组织学上，妊娠滋养细胞肿瘤可分为侵蚀性葡萄胎、绒毛膜癌、上皮样滋养细胞肿瘤及胎盘部位滋养细胞肿瘤。侵蚀性葡萄胎与绒毛膜癌在临床表现、诊断方法、治疗方案上基本相同，但侵蚀性葡萄胎的恶性程度低于绒毛膜癌，预后较好。

一、流行病学

绒毛膜癌发病率各地报道有所不同，北美和欧洲为 1/4 万次妊娠，东南亚大部分地区为 9.2/4 万次妊娠，日本为 3.3/4 万次妊娠。

二、临床表现

（一）妊娠滋养细胞肿瘤的症状

继发于葡萄胎的妊娠滋养细胞肿瘤较少发生转移，主要症状如下。

1. 不规则阴道流血：在清除葡萄胎、流产或者足月产后，出现不规则的阴道流血，量多少不定。有些患者可表现为一段时间的正常月经后停经，然后又出现阴道流血。长期阴道流血的患者可出现继发性贫血。

2. 子宫复旧不全、不均匀性增大：在清除葡萄胎后 4~6 周，子宫未恢复到正常大小，质地稍软。也可受肌层内部病灶部位和大小的影响，表现为子宫不均匀性增大。

3. 卵巢黄素化囊肿：因为 hCG 的持续作用，在葡萄胎排空后、流产或足月产后，卵巢黄素化囊肿持续存在。

4. 腹痛：一般无腹痛，但当肿瘤组织穿破子宫，可引起急性腹痛及腹腔内出血。肿瘤坏死继发感染也可能会出现腹痛、脓性白带。卵巢黄素化囊肿扭转破裂时亦可引起急性腹痛。

5. 假孕症状：在肿瘤病灶分泌 hCG 和雌孕激素的作用下，患者可出现乳房增大、乳头及乳晕着色，有的患者会出现初乳分泌，阴道、宫颈着色，生殖器质地变软。

（二）肿瘤转移症状

转移性妊娠滋养细胞肿瘤大多不是继发于葡萄胎妊娠，而是经组织学证实的绒毛膜癌，常通过血行播散，转移早且广泛。肺转移最常见，其次是阴道、盆腔、肝和脑。

1. 肺转移症状：常表现为咳嗽、血痰或反复咯血、胸痛，以及呼吸困难。

2. 阴道转移：病灶位于阴道前壁，破溃后容易引起阴道异常出血甚至大出血。

3. 肝转移：多伴有肺转移，表现为上腹部疼痛或肝区疼痛。病灶扩大穿破肝包膜则易引起腹腔内出血，甚至导致死亡。

4. 脑转移：分为瘤栓期、脑瘤期、脑疝期，常表现为脑缺血症状，如暂时性失语、失明，头痛、喷射性呕吐、偏瘫，乃至脑疝形成。

三、临床分期

FIGO 的妊娠滋养细胞肿瘤解剖学分期见表 8-1。

表 8-1　妊娠滋养细胞肿瘤解剖学分期（FIGO，2021 年）

FIGO 分期	描述
Ⅰ期	肿瘤局限于子宫体
Ⅱ期	肿瘤扩散到附件或阴道，但仍局限于生殖器官
Ⅲ期	肿瘤扩散到肺，伴或不伴生殖道受累
Ⅳ期	所有其他部位的转移

四、辅助检查

1. hCG：通过血清 hCG 水平测定，在葡萄胎清宫后随访 hCG 的过程中，只要满足以下标准中的任何一项且排除妊娠物残留或再次妊娠，即可诊断为妊娠滋养细胞肿瘤：①血清 hCG 水平 4 次呈高水平状态（±10%），并持续 3 周或更长时间；②血清 hCG 水平 3 次上升（>10%），并至少持续 2 周或更长时间。非葡萄胎妊娠诊断标准：足月产、流产、异位妊娠后，血清 hCG 水平超过 4 周仍持续高水平，或下降后又上升，排除妊娠残留物或再次妊娠后才能诊断。

2. X 线检查：诊断肺转移的方法，肺转移典型的 X 线片征象为棉球状或团块状阴影，X 线片可见病灶是肺转移灶计数的依据。

3. CT 和 MRI 检查：胸部 CT 可以发现肺部较小病灶，是诊断肺转移的依据。磁共振主要应用于盆腔病灶和脑部病灶诊断。

4. 其他检查：如血细胞和血小板计数、肝肾功能等。

五、治疗

治疗原则：妊娠滋养细胞肿瘤是以化疗为主，手术和放疗为辅的综合治疗。

1. 化疗：常用的一线化疗药物有甲氨蝶呤（MTX）、氟尿嘧啶（5-FU）、环磷酰胺（CTX）、放线菌素-D（Act-D）、长春新碱（VCR）、依托泊苷（VP-16）等。对于有生育要求者，应选择对卵巢损伤小的化疗药物。

化疗方案的选择：低危患者选择单一药物化疗，而高危患者选择联合化疗。

2. 手术：主要是作为化疗的辅助治疗，主要用于控制大出血、切除病灶、缩短化疗疗程。

3. 放疗：主要用于肝、肺等转移灶的治疗。

六、护理评估

（一）健康史

评估患者及其家属的既往史，重点关注有无妊娠滋养细胞疾病的既往史。若患者曾患葡萄胎，需充分了解首次清宫的情况，包括时间、吸出的组织物大小和量等，清宫总次数及清宫后阴道流血的颜色、性质和量；术后随访情况及复查情况，血、尿 hGC 水平。除此之外，还要收集患者是否有肺部 X 线检查结果，询问患者是否用过化疗药物，具体的化疗药物及疗效。

（二）身心状况

1. 生理状况：评估患者的生命体征，包括血压、脉搏、心率、血氧饱和度是否正常，有无阴道流血，流血的颜色、性质和量，同时评估伴有转移的患者是否有相应的症状和表现。

2. 心理状况：由于妊娠滋养细胞肿瘤好发于育龄女性，部分患者仍有生育要求，该类疾病出现的阴道流血会导致患者恐惧。此外，部分需要化疗的患者会因为化疗疗程长、不良反应大，进而加重对化疗的恐惧、焦虑、抑郁等负面情绪。

3. 社会支持状况：由于该类疾病会使患者难以接受，需要评估患者的家庭支持状况、社会支持状况等。

七、护理措施

（一）一般护理

1. 饮食护理：提供高蛋白质、高维生素、易消化的饮食，以增强机体抵抗力。
2. 心理护理：多与患者沟通，多关心、问候患者，观察他们的心理变化，耐心倾听并解答患者提出的问题，鼓励和帮助患者释放不良情绪，消除其对疾病的焦虑和恐惧心理。告知患者良好积极的心理及精神状态可以增强免疫功能，有助于疾病康复。可以采取散步、听舒缓的音乐等方式，使精神得到放松。鼓励患者加强与家人朋友的沟通与交流，学会倾诉和宣泄，主动消除不良情绪。可以组织病友会，增加患者战胜疾病的信心。

3. 严密观察病情变化：观察患者腹痛及阴道流血情况，记录出血量。动态观察血清 hCG 水平的变化，识别转移灶症状。配合医生做好抢救工作，及时做好手术准备。

（二）转移患者的护理

1. 肺转移患者的护理。

1）充分卧床休息，有呼吸困难者给予半卧位并吸氧。

2）遵医嘱给予化疗药物，必要时给予镇静剂。

3）大咯血时应立即让患者取头低患侧卧位，保持呼吸道通畅，轻叩背部，排出积血。及时向医生汇报，配合医生进行止血和抗休克治疗。

2. 阴道转移患者的护理。

1）保证充分休息，减少下床活动，警惕活动性阴道流血。

2）密切观察阴道有无破溃、出血，谨慎做阴道检查。

3）做好阴道大出血的急救处理准备，备好合血、建立双通道等。

4）阴道填塞的护理：填塞纱布于 24~48 小时内由医生取出，取出前建立静脉双通道。填塞纱布取出后继续严密观察阴道流血情况及生命体征的变化。

5）阴道大出血时遵医嘱给予输血、输液及抗生素预防感染，及时发现感染和休克征象。

6）注意保持会阴部清洁，进行会阴护理。

3. 脑转移患者的护理。

1）病情观察：观察患者意识、中枢神经系统症状、生命体征、出入量，警惕水电解质平衡失调和意识障碍。观察患者有无头痛和喷射性呕吐等症状。

2）颅高压患者遵医嘱予甘露醇降低颅压，严格记录出入量，注意水电解质平衡。

3）频繁呕吐患者应取去枕平卧或头低足高位，头偏向一侧，保持呼吸道通畅。

4）鞘内化疗的护理：腰穿部位加压止血，取去枕头低足高位 6 小时，卧床 24 小时，以促进药物吸收。

（三）化疗患者的护理

1. 定时开窗通风，保持病房空气清新、无异味。

2. 向患者详细介绍化疗期间的营养、疾病、检查、治疗等相关知识，化疗时的不良反应及应对措施；提供睡眠与运动指导；围化疗期的注意事项等。其中需要重点介绍化疗药物的类别，不同药物的使用注意事项，包括给药时间、剂量、浓度、滴速、用法的不同要求，化疗可能发生的不良反应等。

3. 教会患者化疗时的自我护理技能：多种化疗药物均可导致口颊黏膜溃疡，需做好口腔护理。嘱患者餐后用冰硼散或盐水漱口，首选软毛刷刷牙。建议家属与患者多交流，从而促进唾液腺分泌，减少细菌在口腔内繁殖的机会，利于毒素排出。已发生口腔溃疡者，需在溃疡处贴敷溃疡膜散。要鼓励患者坚持进食，使其了解坚持进食的重要性，保证营养摄入。与家属商量，根据患者的口味提供高蛋白质、高维生素、易消化的饮食，少量多餐，多饮水。由于化疗可能导致白细胞计数下降，患者容易发生感染，因此需指导患者保持皮肤干燥、清洁，在自觉疲惫时卧床休息，尽量避免外出，必要时采取保护性隔离措施。

4. 用药护理：化疗时需根据体重正确计算和调整药量。一般在每个疗程开始前及用药中各测 1 次体重。用药前要查看患者的基础检查报告，如血常规、肝功能、心电图等。根据医嘱严格执行三查八对，正确配置药物，并做到现配现用。联合用药需要根据药物性质安排先后顺序，需要避光的药物应使用避光袋。静脉用药时，为防药物外渗，尽量选择经外周静脉穿刺中心静脉置管（PICC）或中心静脉导管（CVC）化疗。首次使用 PICC 或 CVC 前必须通过 X 线检查确认导管是否在正确位置，之后每次用药前必须回抽确认是否有回血。每 7 天进行 1 次敷料更换，用药前检查留置管是否脱出。认真落实输液巡视制度，按医嘱调节滴速，密切观察患者用药效果及不良反应，并做好记录，保证用药安全、准确。发现药物不良反应及时向医生汇报并协助处理。

第二节　典型病例

一、病例 1：侵蚀性葡萄胎

患者，女性，28 岁。入院时生命体征平稳，身高 160cm，体重 45kg。

（一）病情概述

1. 主诉：停经 2^+ 月，部分性葡萄胎外院清宫术后 10^+ 天。

2. 现病史：20^+ 天前患者在外院行妇科超声检查，结果示宫腔内查见大小约 34mm×56mm 杂乱回声，以低回声为主，内见稍高回声团。外院彩超示宫腔内混合回声（5.0cm×2.5cm），hCG 120322.553IU/mL。外院行清宫术，术后阴道有少许流血，10 余天干净。术后病理学检查回示〈宫内〉蜕膜及绒毛组织，个别绒毛水肿。复查 hCG 5950.024IU/mL，复查彩超提示宫内混合回声（2.3cm×0.6cm），建议再次清宫。5 天前至我院门诊就诊，妇科超声示子宫前位，宫体大小 3.8cm×5.0cm×5.4cm，内膜居中，厚 0.3cm（单层），宫腔分离 0.3cm，内可见絮状稍强回声，未探及明显血流信号，肌壁回声均匀，未探及明显异常血流信号，双侧附件区未见确切占位。宫腔积液伴稍强回声（结合临床及 hCG，建议复查）。3 天前复查 hCG 35424.40IU/mL。患者为进一步诊治入院。自患病以来，患者精神食欲可，大小便正常，体重无明显改变，无咳嗽、咯血，无头晕、头痛。

3. 既往史：一般情况良好，否认病毒性肝炎、结核或其他传染病史，预防接种史不详，无过敏史，无外伤史，无手术史，无输血史，无其他特殊病史。

4. 月经史：初潮年龄 15 岁，月经周期 30 天，经期 4～5 天，轻度痛经，经量正常，白带正常。

5. 婚育史：26 岁结婚，配偶体健，无离异、再婚、丧偶史。初次性生活年龄 26 岁，无婚外性伴侣，否认近亲婚配。顺产次数 0，流产次数 0，剖宫产次数 0，宫外孕次数 0，有葡萄胎史，无计划生育措施。

6. 家族史：父亲健在，母亲健在，兄弟姐妹体健，无家族史及遗传病史。

7. 专科查体情况：外阴发育正常。阴道通畅，无畸形，黏膜色泽正常，分泌物多，白色稀糊样，无异味。宫颈正常大小，光滑，无触血，宫颈管内无出血。宫体前位，形态大小正常，质中，表面光滑，无压痛。双侧附件未扪及异常。

8. 初步诊断：部分性葡萄胎（?）、1 次清宫术后。

9. 术式：全麻下行 B 超监测下葡萄胎清宫术。

10. 术中情况：外阴发育正常。阴道通畅，可见少许暗红色血迹，无异味。宫颈光滑。宫体前位，术前宫深 9cm，在 B 超监测下行清宫术，吸出约 10g 水泡样组织，感宫腔形态规则，术毕探宫腔深 8cm。吸出宫内组织送病理学检查。手术顺利，麻醉满意，术中患者生命体征平稳。失血量 10mL，尿量 20mL，未输血，输液 1000mL。

11. 术后诊断：部分性葡萄胎（?）、2 次清宫术后。

12. 术后情况：血红蛋白 105g/L，予多糖铁复合物胶囊（力蜚能）口服，血清 hCG 水平明显下降。术后病理学检查示〈宫内蜕膜及绒毛组织，个别绒毛水肿〉妊娠滋养细胞肿瘤。

13. 出院诊断：侵蚀性葡萄胎、2 次清宫术后。

（二）护理措施

1. 一般护理：参见妊娠滋养细胞肿瘤的护理措施。

2. 贫血的护理：葡萄胎患者会出现不规则阴道流血的症状，多数患者存在贫血的情况，因此，贫血的护理也是关注要点。

1）贫血患者可能出现乏力的症状，症状较轻的患者可适当增加休息，严重的患者可卧床休息。向患者告知贫血容易导致跌倒，在病床上拉起床栏，室内穿防滑鞋，少去或尽量不去人多的地方

2）饮食调整：指导患者平时多进食含铁丰富的食物，如动物血、内脏等，也可多进食富含维生素 B_{12}、叶酸的食物，如菠菜、油菜、小白菜等；食欲减退时也要尽可能多进食营养丰富的食物。

3）避免剧烈活动：患者的活动量不宜过大，动作应尽可能轻缓，不要快速改变体位，以免大脑出现短暂供氧和供血不足，导致直立性低血压。

4）防止感染：部分贫血患者可有白细胞计数下降，容易发生感染。日常生活中应保持生活环境的清洁，定时开窗通风；注意口腔卫生，饭后漱口，早晚刷牙；出入公共

场所时注意佩戴口罩，预防感染。

5）用药指导：患者可在医生的指导下使用右旋糖酐铁颗粒、葡萄糖酸亚铁糖浆、维生素 B_{12}、叶酸等药物进行治疗。

3. 健康教育。

1）休息 4 周，禁性生活、盆浴 4 周；严格避孕套避孕 2 年。

2）术后 1 周复查 B 超，必要时再次清宫。如出现异常阴道流血，及时到急诊科就诊。

3）每周复查血清 hCG 水平至连续正常 3 次，然后每月 1 次，持续 6 个月，此后每半年 1 次，共随访 2 年。

4）如有发热 >37.5℃、阴道大量出血或脓性分泌物、腹痛、咳嗽、咯血、头痛、视力障碍等不适，请及时就诊，腹部轻微疼痛及阴道少许血性分泌物属正常现象；

5）肿瘤放化疗门诊就诊。

二、病例 2：妊娠滋养细胞肿瘤

患者，女性，49 岁。入院时血压 137/77mmHg，身高 155cm，体重 55kg。

（一）病情概述

1. 主诉：妊娠滋养细胞肿瘤第 5 周期化疗后 2^+ 周。

2. 现病史：患者因"阴道不规则出血 1 月余"至外院就诊。hCG 6339IU/mL。彩超示子宫增大，宫腔中下段及宫颈管内见 96mm×73mm×60mm 中等回声光团夹少许蜂窝状液性暗区，与后壁肌层无界限，内见丰富血流信号，见宫内节育器。胸部 CT 示右肺上叶前段及外侧段结节，考虑肺部转移。外院考虑滋养细胞肿瘤可能性大，与患者及其家属沟通后给予化疗（EP 方案，具体剂量不详）。1 周期化疗后查 hCG 7796IU/L。患者为求进一步诊治，来我院门诊就诊。门诊查 hCG 421.3IU/mL。胸腹盆增强 CT 示子宫下段至宫颈占位，呈中央弱强化、边缘较明显强化，其内可见囊性成分，宫旁结构较清晰，需结合临床及取环后 MR 增强检查；阴道壁上段显示不清；未见腹水及腹膜增厚；宫壁强化不均匀；双侧髂外血管旁小淋巴结显示；腹主动脉旁、双侧闭孔血管区淋巴结未见明显增大；双侧附件区未见占位；膀胱、直肠未见异常；双侧输尿管未见扩张；肝脏小囊肿，肝内胆管稍扩张；脾脏、胰腺和双肾未见异常；双侧骶髂关节致密性骨炎可能；右肺上中叶结节影，性质待定，右肺中叶结节不除外转移瘤可能，请治疗后随访；右肺下叶点状钙化灶，右肺中下叶少许慢性炎症；纵隔淋巴结钙化；左侧第 3 肋骨局部欠规则，陈旧性骨折待排。经阴道超声提示子宫肌壁间弱回声（腺肌瘤），子宫及宫颈肌壁间稍强回声（肌瘤待排，请结合临床），见宫内节育器。妇科会诊意见：目前无法取病理组织明确病灶性质，结合病史目前考虑滋养细胞肿瘤可能性大，不排除肺部转移可能，目前暂不考虑手术，建议继续化疗。患者在外院继续化疗，共完成 5 周期。现患者为 5 周期化疗后 2^+ 周，为手术治疗收入我科。患者未诉恶心、呕吐、腹泻、骨痛、发热、心悸、乏力、腹痛等特殊不适，自患病以来阴道不规则少许咖啡色分泌物至今，近期饮食及睡眠可，大小便正常，体重无明显变化。

3. 既往史：一般情况良好，否认病毒性肝炎、结核或其他传染病史，预防接种史不详，无过敏史。10年前曾发生车祸，有明确外伤史。19年前行剖宫产术，无输血史。2^+年前外院诊断高血压，不规律使用降压药物，自诉未监测血压，现使用非洛地平。化疗后出现骨髓抑制，对症处理后好转。余无特殊病史。

4. 月经史：初潮年龄12岁，月经周期28~30天，经期7天，中度痛经，经量多，白带少，无异味，末次月经不详。

5. 婚育史：19岁结婚，配偶体健，无离异、再婚、丧偶史。初次性生活年龄19岁，无婚外性伴侣，否认近亲婚配。顺产次数1，流产次数1，剖宫产次数1，宫外孕次数0，否认葡萄胎史，宫内节育器安置1年。

6. 家族史：父亲患高血压，母亲因急性白血病死亡，有一个弟弟死亡，生前患有癫痫，具体死因不详，无其他家族史及遗传病史。

7. 专科查体情况：腹部见一横行手术瘢痕。第二性征为女性。外阴发育正常。阴道通畅，无畸形，黏膜色泽正常，见少许咖啡色分泌物，无异味。宫颈不肥大，光滑，无触血，宫颈管内可见少许暗红色血迹。宫体后位，增大如3月孕大小，质中，表面光滑，无压痛。双侧附件未扪及异常。

8. 辅助检查：阴道超声示子宫后位，宫体大小3.4cm×4.5cm×3.7cm，内膜回声不明显，宫腔中下份查见大小5.0cm×4.7cm×5.2的弱回声，边界欠清，与周围肌壁分界欠清，周边及其内探及血流信号，RI=0.43，宫内查见节育环回声；宫底肌壁间查见大小2.2cm×1.5cm×1.9cm不均质稍强回声，似有边界，周边及其内探及血流信号；左侧卵巢上查见多个稍强回声，后方伴"彗星尾"征。右侧附件区未见确切占位。

9. 初步诊断：妊娠滋养细胞肿瘤Ⅲ期、妊娠滋养细胞肿瘤第5周期化疗后、宫内节育器、高血压、1次腹部手术史。

10. 术式：全麻下经腹子宫全切术、双侧输卵管切除术、左侧卵巢囊肿剥除术、肠粘连松解术。

11. 术中情况：腹壁各层瘢痕增生明显，子宫前壁与大网膜粘连，膀胱粘连并上提至子宫前壁下份，子宫后壁与直肠膜性粘连，松解粘连后下推膀胱，子宫下段呈紫蓝色隆起。右侧卵巢大小约2cm×2cm×2cm，表面未见占位；右侧输卵管外观未见异常；左侧输卵管外观未见异常。左侧卵巢大小3cm×2cm×cm，表面可见2个直径0.5cm巧克力囊肿，术中告知患者家属后签字行左侧卵巢囊肿剥除术，切除左侧卵巢囊肿送病理学检查。双侧输尿管与同侧宫旁组织及盆侧壁腹膜粘连，术中为了解有无输尿管损伤，松解输尿管与周围组织粘连，见输尿管正常蠕动，无积水、泛白等异常。切除子宫及双输卵管送病理学检查。术毕探查盆腹腔未见明显占位，盆底创面少许渗血，将可吸收止血纱覆盖创面彻底止血。剖视子宫可见一枚完整"V"形金属节育器，宫腔上份光滑，子宫肌层可见数个肌瘤样包块，直径最大2cm；宫腔下份至宫颈内口处可见直径6cm的糟脆组织，似浸及子宫肌层全层；宫颈管未见占位，双输卵管开口可见。手术失血100mL，术中未输血，输液1500mL。尿量200mL，尿色淡黄、清亮，无血凝块。切除标本送病理学检查。术中未发生手术并发症。术后严密观察患者生命体征、阴道流血情况等。

12. 术后诊断：妊娠滋养细胞肿瘤Ⅲ期、妊娠滋养细胞肿瘤第5周期化疗后、左侧卵巢囊肿、肠粘连、输尿管粘连宫内节育器（已取出）、高血压、2次腹部手术史。

（二）术后护理

1. 一般护理。参见妊娠滋养细胞肿瘤的护理措施。

2. 高血压的护理。

1）饮食管理：实施低钠饮食，日均食盐摄入量严格控制在5g以下。增加钾摄入量，推荐食用各类新鲜蔬菜和水果。维持能量平衡，增加膳食纤维摄入量，适度摄入优质蛋白质。

2）活动指导：在确保身体耐受的情况下，进行适当的散步等较轻松的活动，避免长时间处于静止状态，以促进血液循环。

3）自我监测：定期家庭自测血压并记录。

4）严格用药：严格按照医嘱定时、定量用药，观察药物疗效与安全性。

3. 健康教育。

1）禁盆浴、性生活、重体力劳动3个月。

2）术后1个月内以软食为主，加强营养，避免增加腹压的动作，保持大便通畅。保持切口敷料干燥，2周后自行拆除切口敷料。

3）如有发热（>37.5℃）、切口异常、阴道大量出血或脓性分泌物、腹痛、扪及腹部包块等不适，请及时就诊。腹部轻微疼痛及阴道少许血性分泌物属正常现象。

4）术后2年内每3个月门诊复查1次；术后3~4年，每半年复查1次；术后第5年开始，每年复查1次。

5）定期复查血常规，必要时血液内科就诊。

第九章　输卵管癌

第一节 疾病概述

输卵管癌指原发于输卵管的恶性肿瘤，是女性生殖系统中比较罕见的恶性肿瘤之一。根据组织学类型，输卵管癌主要分为浆液性癌、黏液性癌和子宫内膜样癌等。由于输卵管深居盆腔，位置隐蔽，且输卵管癌无特异性症状和体征，因此早期诊断率很低，预后极差。

一、流行病学

输卵管癌发病年龄多见于 40~60 岁，绝大部分发生于绝经期后，中位发病年龄约为 53 岁。输卵管癌在女性生殖道恶性肿瘤中占 0.3%~1.8%，低于宫颈癌、宫体癌和卵巢癌的发病率。绝大多数输卵管癌为单侧性，好发于壶腹部或伞部。原发性输卵管癌患者的不育率高于一般女性。许多晚期输卵管癌可能会被误诊为卵巢癌。

二、病因

尽管输卵管癌的确切病因尚未完全明确，但多数学者认为慢性炎症的刺激可能是其诱因之一。据统计，70% 的输卵管癌患者曾患有慢性输卵管炎，而 50% 的患者有不孕史。然而，炎症并不能单独作为发病的指标。长期存在的不洁性关系、未经及时治疗的输卵管炎或输卵管结核，都可能增加患输卵管癌的风险。此外，根据目前的研究和报道，以下因素可能与输卵管癌的发生相关。

1. 环境因素：不健康的生活方式，如长时间久坐或久躺、缺乏运动、饮食不规律、过度肥胖、吸烟及过量饮酒等，可能与输卵管癌的发病风险增加有关。此外，频繁接触危险化合物、有害放射性射线，以及感染相关恶性病原体（如病毒或细菌），也可能直接损伤输卵管细胞或干扰正常生理功能，从而增加输卵管癌的发病风险。

2. 遗传因素：部分基因的特定变异或突变可能会影响细胞的生长、分裂以及凋亡的能力，导致细胞数量异常变化及肿瘤的形成。家族中有患有卵巢癌、子宫内膜癌或乳腺癌等妇科肿瘤的女性，可能表明存在遗传易感性。

3. 生殖因素：长期不孕、未生育或首次生育年龄较晚的女性，其输卵管癌的发病风险也会增加。这可能与雌激素水平的频繁波动及输卵管内环境的改变有关。此外，长期使用激素替代疗法，尤其是雌激素相关治疗，也可能增加输卵管癌的风险。

三、病理分期

输卵管癌的病理分期多采用 FIGO 的标准，该标准涵盖了 TNM 分期系统和病理学检查结果（表 9-1）。

表 9-1　输卵管癌的病理分期（FIGO，2014）

分期	描述
Ⅰ期	肿瘤局限于输卵管
ⅠA期	肿瘤局限于一侧输卵管，包膜完整，腹水或腹腔冲洗液中无恶性细胞
ⅠB期	肿瘤局限于一侧或两侧输卵管，包膜完整，卵巢或输卵管表面无肿瘤，腹水或腹腔冲洗液中无恶性细胞
ⅠC期	肿瘤局限于一侧或两侧输卵管
ⅠC1期	术中包膜破裂
ⅠC2期	术前包膜破裂或输卵管表面存在肿瘤
ⅠC3期	腹水或腹腔冲洗液中有恶性细胞
Ⅱ期	肿瘤侵犯单侧或双侧输卵管，有盆腔浸润或原发性腹膜癌
ⅡA期	直接浸润和（或）种植到子宫和（或）输卵管，和（或）卵巢
ⅡB期	直接浸润和（或）种植到盆腔其他组织
Ⅲ期	肿瘤侵犯单侧或双侧输卵管或原发性腹膜癌，伴镜下证实的盆腔外腹膜转移，和（或）腹膜后［盆腔和（或）腹主动脉旁］淋巴结转移
ⅢA期	镜下可见的盆腔外腹腔转移，伴或不伴有腹膜后淋巴结转移
ⅢB期	肉眼可见的盆腔外腹腔转移，转移灶最大径小于或等于 2cm，伴或不伴腹膜后淋巴结转移
ⅢC期	肉眼可见的盆腔外腹腔转移，转移灶最大径大于 2cm，伴或不伴腹膜后淋巴结转移
Ⅳ期	有远处转移，包括胸腔积液细胞学阳性、肝、脾实质的转移，腹腔外器官的转移（包括腹股沟淋巴结及腹腔外淋巴结），肠壁受累
ⅣA期	胸腔积液细胞学阳性
ⅣB期	肝脏、脾脏实质的转移，腹腔外器官的转移（包括腹股沟淋巴结及腹腔外淋巴结），肠壁受累

四、临床表现

1. 阴道流血：输卵管癌最常见的临床表现。由于输卵管上皮细胞异常增殖，肿瘤细胞刺激子宫和输卵管导致子宫和输卵管内膜坏死导致出血。出血量通常较少，混杂在分泌液中，呈浆液血性。

2. 阴道排液：这是最特异的临床表现，排出的液体大部分是淡黄色或血水样稀液，有时伴有腥臭味，量多少不一。晚期可出现恶病质及腹水。

3. 腹痛：随着肿瘤的生长，压迫腹部软组织会导致腹痛并伴有下坠感。腹痛多发生于患侧，起初为钝痛，后逐渐加剧呈痉挛性绞痛。疼痛与肿瘤体积增大、分泌物积聚使输卵管承受压力加大有关，当阴道排出水样或血性液体后，疼痛常随之缓解。当输卵管扭转或外溢性输卵管积液时，会发生出血剧痛或绞痛现象。

4. 盆腔肿块：由于肿瘤体积增大，部分患者下腹部可触及包块，大小不一，表面光滑，常呈腊肠型，囊性或实性。若肿瘤浸透浆膜，形成播散，癌灶周围形成血凝块，肿块与周围组织粘连在一起，导致肿块活动区域受限或固定不动，继而，肿块会随着液体自阴道排出后缩小，液体积聚后再次变大。

5. 腹水：可能会出现淡黄色或血性腹水。

6. 大小便异常与肠梗阻：晚期患者由于肿瘤压迫可能出现大小便异常，甚至出现肠梗阻，表现为恶心、呕吐、腹痛、腹胀，停止排便、排气。

7. 恶病质：部分晚期患者会出现消瘦、贫血等恶病质表现。

8. 胸闷、憋气：肿瘤转移可引起胸腔积液。

9. 不孕：肿瘤细胞阻塞输卵管，影响精子与卵子的正常结合，导致不孕。

五、转移途径

（一）直接扩散

1. 肿瘤细胞通过输卵管的伞端扩散到腹膜及卵巢等部位。

2. 肿瘤细胞穿破输卵管浆膜，扩散到盆腹腔。

3. 通过输卵管的蠕动，肿瘤细胞朝着宫腔、宫颈方向蔓延，甚至会向对侧输卵管蔓延。

（二）淋巴道转移

主要转移至盆腔淋巴结及腹主动脉旁淋巴结。

（三）血行转移

一般出现在晚期患者中。肿瘤细胞可以通过血液循环转移到其他器官，如肺、脑、肝、肾等。

六、辅助检查

1. 专科检查：应进行详尽的妇科检查，观察是否存在异常体征，如阴道排液、腹部包块等。结合其他检查结果，寻找病因，确认病症。

2. 宫腔镜检查：可见子宫后壁有黄色斑块，可吸取输卵管内液体进行细胞学检查。特别需要注意输卵管的开口方向和位置。

3. 腹腔镜检查：直接观察输卵管及卵巢的变化，可吸取腹腔液体进行细胞学检查。特别注意，如果输卵管增宽或内有积水，还需利用 MR 技术对输卵管癌进行判断和分析。

4. 子宫内膜检查：在对输卵管癌进行检查时，可采用刮宫方式采取子宫内膜的组织病变部分，确诊是否为输卵管癌。这是一种诊断输卵管癌的常见方法，早期输卵管癌通过手术切除即可，术后结合放疗辅助，以防止肿瘤细胞向其他部位转移。

5. 脱落细胞学检查：对阴道液体、腹腔液体或冲洗液进行细胞学检查，以发现并判断是否存在输卵管癌细胞。若结果为阳性，需排除子宫内膜癌。若诊刮为阴性，则可能为输卵管癌。但也有例外，例如伴有宫内转移的情况。

6. 血液检查：血清 CA125 作为肿瘤标志物，在诊断输卵管癌方面具有重要意义，是诊断和随访原发性输卵管癌的重要指标。

7. 免疫学检查：研究显示，使用免疫组化方法，MMP－2 可能作为 PFTCC 的肿瘤标志物，用于评估其恶性程度及预后。

8. 影像学检查：作为临床工作中使用最多的诊断原发性输卵管癌的重要辅助检查手段。附件区超声检查可见以下三种特征：囊性肿块、实性肿块、混合型肿块。

9. B 超检查：B 超检查能检测出输卵管癌，特别是在癌症中晚期更为明显，输卵管癌在 B 超下的显像一般呈输卵管处的异常包块，绝大多数情况下呈腊肠样改变，具有混合性、偏实性以及囊实性回声。但是，B 超检查不能作为诊断输卵管癌的绝对标准，通常需要配合其他辅助检查，如病理学检查、宫腔镜及腹腔镜检查等来确诊。

10. MRI 检查：MRI 检查能够更详细地显示肿瘤的内部结构和周围组织的浸润情况，有助于判断肿瘤的良恶性程度。

11. X 线检查：动态数字化子宫输卵管碘油造影（HSG）虽有一定价值，但有可能引起肿瘤细胞扩散至腹腔，一般不建议采用。

12. 肿瘤标志物检查（表 9－2）：如 CA125 等，其水平的升高可以作为诊断的参考，有助于疾病的监测和预后判断。CA125 是卵巢上皮性肿瘤的主要标志物，其水平升高与病情进展和预后密切相关。注意事项：CA125 水平升高并非输卵管癌的特异性表现，还可见于其他妇科疾病及肿瘤，因此应结合其他检查进行综合判断。

表 9－2 常见肿瘤的标志物组合

肿瘤		肿瘤标志物组合
消化道肿瘤	食管癌	CEA、CA19－9、CA242
	胃癌	CEA、CA19－9、CA242
	结直肠癌	CEA、CA19－9、CA242
肝癌		AFP、Ferritin、CA19－9、CA125
肺癌		CEA、NSE、CA125、CA15－3、SCCA
胰腺癌、胆管癌		CA242、CA19－9

肿瘤		肿瘤标志物组合
妇科肿瘤	乳腺癌	CA15-3、CA125、CEA、Ferritin
	子宫癌	CA125、hCG、CA15-3
	卵巢癌	CA125、hCG、AFP、CA15-3

七、治疗

输卵管癌的治疗方式主要包括手术治疗、化疗和放疗，具体治疗方案取决于癌症的分期和患者的整体健康状况。

（一）手术治疗

治疗前需要确认好以下相关的事宜：①诊断时肿瘤的期别；②肿瘤组织学类型和分化程度；③肿瘤细胞减灭术后残留病灶最大直径。

1. 全面分期手术：全面分期手术是早期卵巢癌治疗的重要方式。手术包括切除全子宫、双侧输卵管及卵巢、大网膜等，以彻底移除所有可见的肿瘤。如果术前判断肿瘤为恶性，尽可能采用开腹手术。如果无法判断肿瘤是否为恶性，应进行下列步骤。

1）检查所有腹膜面。局限于卵巢者，仔细检查包膜是否有破裂。

2）收集胸腔积液或腹水，若无腹水则取腹腔冲洗液送细胞学检查。

3）横结肠下大网膜切除。

4）选择性盆腔和主动脉旁淋巴结切除术，单侧肿瘤至少切除同侧盆腔淋巴结。

5）活检或切除所有可疑病灶、肿物或粘连。

6）正常腹膜表面随机活检，活检部位包括横膈下侧面、膀胱腹膜反折、直肠子宫陷凹、双侧结肠旁沟和双侧骨盆侧壁。

7）多数患者切除全子宫及双侧附件，所有肉眼可见肿瘤尽可能切除。

8）黏液性肿瘤阑尾外观异常者切除阑尾。

选择手术方式非常重要。如果肿物高度怀疑为恶性，适合进行开腹手术。对于任何可疑病变部位都应进行活检，冰冻切片检查有助于及时确定手术方式。如果肿物可能为良性，肿瘤标志物正常，可选择腹腔镜手术。年轻早期患者可考虑保留生育功能，在充分知情同意后行保守性手术，保留子宫和对侧卵巢。

2. 肿瘤细胞减灭术：对于晚期肿瘤，手术旨在尽可能切除所有肿瘤病灶，减少肿瘤负荷。

1）初次肿瘤细胞减灭术，晚期肿瘤对患者的身体状况以及是否可以进行手术都是一个巨大的考验。如果病情允许，应先行手术治疗，包括切除全子宫、双侧输卵管及卵巢、大网膜等，尽可能实现满意减灭术。

2）间歇性肿瘤细胞减灭术，EROTC 和 CHORUS 两项前瞻性随机研究提示，新辅助化疗后行间歇性肿瘤细胞减灭术与初治肿瘤细胞减灭术相比，患者的预后相仿但并发症的发生率更低。针对体力状态差、合并严重内科并发症、内脏转移和存在大量胸腔积液或腹水的患者，新辅助化疗联合间歇性肿瘤细胞减灭术尤为适用。对初次不满意肿瘤细胞减灭术者，也可考虑在化疗2~3个疗程后再行间歇性肿瘤细胞减灭术。对新辅助化疗后残留肿瘤行病理学检查，有助于评价残留肿瘤范围和肿瘤对化疗的反应。近期有数据提示，病理学反应好的患者预后较好，化疗反应评分（chemotherapy response scores，CRS）分级为3分的患者（完全或接近完全病理学缓解）预后更好。

（二）化疗

化疗药物通常包括铂类药物（如卡铂或顺铂）和紫杉类药物（如紫杉醇或多烯紫杉醇）。化疗的疗程通常为6个疗程，但具体疗程会根据患者的健康情况进行调整。

输卵管癌的化疗方案多种多样，常用的方式主要包括TP方案、TC方案、IP方案、BEP方案和PC方案。

TP方案是输卵管癌常用的化疗方案之一，包括紫杉醇和顺铂两种药物。紫杉醇通过促进微管蛋白聚合和稳定微管结构，可有效抑制细胞进行有丝分裂，从而达到抗肿瘤的作用；顺铂则通过与DNA形成交叉联结，干扰DNA的复制和转录，导致细胞死亡。

TC方案包括紫杉醇和环磷酰胺，这两种药物都可以抑制肿瘤细胞的生长和扩散。

IP方案是一种多种药物组合的化疗方案，包括顺铂、卡铂、环磷酰胺、依托泊苷等药物。该方案可以通过静脉注射和腹腔灌注两种方式进行，但是缺点是化疗的周期较长、频次较多，需要在专业人员的指导下进行。

BEP方案是治疗输卵管癌的经典方案之一，通过使用博来霉素、依托泊苷和顺铂。博来霉素主要通过抑制肿瘤细胞的DNA合成和修复起到抗肿瘤作用；依托泊苷则通过抑制拓扑异构酶Ⅱ，阻止DNA断裂的修复，从而诱导细胞凋亡。

PC方案则是紫杉醇联合卡铂。紫杉醇的作用机制与TP方案相同，而卡铂是一种第二代铂类抗肿瘤药物，通过形成DNA加合物，抑制DNA的复制和转录，导致细胞死亡。

化疗方案多种多样，患者在化疗过程中可能出现相关不良反应，如恶心、呕吐、脱发、免疫功能下降等。这些不良反应会对患者的身体机能产生影响，甚至可能导致患者因无法继续坚持治疗而被迫停止。因此，在化疗期间，患者需要密切配合治疗，注意休息与饮食，适当运动，同时注意观察身体变化，如有异常应及时就医。

（三）放疗

放疗通常作为辅助治疗手段，用于处理术后残留的微小病灶或无法手术的晚期患者，以减少局部复发的风险。

（四）生物治疗和中医药

针对病情较严重且出现远处转移的患者，可考虑生物治疗或中医药治疗，以增强机体免疫力并减轻化疗的不良反应。

输卵管癌的治疗原则是以手术为主，辅以化疗、放疗的综合治疗。手术方式包括子宫全切术加双侧附件切除术等。化疗和放疗则用于控制肿瘤生长和扩散，提高患者生存率。

在整个治疗阶段中，患者应定期进行随访和检查，监测身体恢复情况，遵循医嘱进行相应的辅助治疗。在此期间，务必保持良好的生活习惯，包括合理饮食、适量运动和充足休息，这有助于提高个人免疫力，促进康复。

综上所述，输卵管癌的治疗是一个复杂而漫长的过程，需要患者、医护人员的共同努力，以达到最佳的治疗效果。

八、护理评估

（一）健康史

1. 详细询问患者的既往史，特别是慢性输卵管炎及不孕史。
2. 了解患者的家族史，输卵管恶性肿瘤可能与家族遗传有关。
3. 询问患者的月经史、生育史和避孕方式，评估对输卵管功能的影响。

（二）身体状况

1. 监测患者的各项生理指标有无异常，密切观察精神状态、营养状况、体重变化等。
2. 进行腹部检查，观察有无腹部包块、腹水等体征。
3. 对阴道排液情况进行检查，观察排出的液体是否大部分是淡黄色或血水样稀液，是否伴有腥臭味，是否发生出血。
4. 评估患者腹痛的位置、程度。

（三）心理－社会评估

1. 心理评估。
1）恐惧焦虑：患者因对疾病的未知、治疗费用、痛苦及可能发生的不良后果感到害怕和担忧，表现为失眠、心悸。
2）抑郁悲观：因疾病影响生活质量和未来，患者感到沮丧和绝望，可能会失去对生活的兴趣。
3）愤怒抗拒：患者会觉得命运不公，对自己患病的事实难以接受，不配合治疗。
4）自卑孤独：因身体的变化和疾病的特殊性，患者可能会产生自卑心理，不愿与人交流。
5）希望与期待：在治疗过程中，患者仍渴望康复，对新的治疗方法和效果充满期待。

2. 社会评估。
1）家庭支持：评估患者家庭成员对患者的关心程度、支持力度及家庭氛围等。良好的家庭支持有助于患者减轻心理负担，增强战胜疾病的信心，更好地应对疾病和治疗过程中的挑战。
2）经济支持：评估患者的经济状况及是否能够承担治疗费用。经济压力可能会对患者的心理状态和治疗决策产生影响。

九、护理措施

（一）术前护理

1. 基础护理：通过恰当的评估方法判断患者的自我照顾能力，并以此为依据，结合家庭支持系统，提供生活护理服务。确保晨晚间护理得到妥善执行，包括评估环境安全、床单元整洁度、患者病情及个人卫生状况。

2. 术前教育：通过口头讲解、播放视频、发放教育资料及微信推送等方式，向患者及其家属提供术前教育信息，并进行反复评估，直至患者完全理解。内容涵盖入院指导、术前饮食活动指导、所需物品准备等。

3. 术前准备。

1）饮食：术前1天改为软食，术前一晚严格控制饮食，术前12小时禁食，术前4～6小时禁水，以确保胃肠道排空，预防手术中误吸或呕吐。

2）清洁：术前1天下午口服聚乙二醇电解质进行肠道清洁，指导患者少量多次饮水；术前1天根据会阴手术的备皮范围（从耻骨联合上方10cm开始，两侧至腋中线，下至会阴部、肛门周围及大腿上1/3部位）进行备皮，指导皮肤清洁、剪指（趾）甲、更换衣物等，提醒患者保暖，避免着凉。换上干净、宽松、易穿脱的病员服。术晨进行肠道准备，如灌肠及脐部护理，不佩戴任何饰品，若有活动性义齿应取出。

3）充足睡眠：术前一晚保证充足睡眠对术后恢复至关重要。患者可以通过听音乐、深呼吸等方式放松心情，帮助入睡，必要时可口服地西泮等助眠药物。

4. 治疗用药：遵照医嘱进行术前用药，并完成相关的术前药敏试验。

5. 患者安全：对患者进行血栓、跌倒、压疮等风险评估，对评估结果为高风险者张贴相应风险标识，并提供相关健康教育知识，避免意外伤害。若患者出现异常情况，及时进行处理。

6. 心理护理。

1）心理评估：对患者进行焦虑、抑郁筛查，若筛查结果为中、重度焦虑抑郁者，及时给予心理疏导，必要时请心理治疗师协助干预。

2）心理支持：术前鼓励患者尽量放松，避免过度紧张与焦虑。鼓励患者与医生、护士、家人、朋友交流，寻求心理支持和帮助。

3）帮助患者了解手术过程：帮助患者了解手术的大致过程和可能存在的风险及治疗的大致费用，有助于患者做好相应的心理准备。

7. 人文关怀：采用艺术、音乐疗法来缓解患者的紧张和焦虑情绪。护理操作中注意保护患者隐私，加强语言及肢体沟通交流，鼓励患者表达自身感受，以同理心对待患者。

（二）术后护理

1. 基础护理：指导家属进行生活护理，确保晨晚间护理得到妥善执行；指导家属进行皮肤护理及管道护理。病房早晚各开窗通风 30 分钟，限制探视，减少人员流动，降低交叉感染的风险，确保患者充足的休息。

2. 术后教育：通过口头讲解、播放视频、发放教育资料、微信推送及现场讲解等方式，向患者及其家属进行术后教育，包括饮食指导、体位及活动、清洁卫生等信息。

1）饮食指导：术后暂时禁食禁饮，排气后可进少量流质食物，逐步过渡到稀粥、软烂面条等半流质饮食，排便后可恢复正常饮食。

2）体位及活动：术后应卧床休息，6 小时内取去枕平卧体位，头偏向一侧；6 小时后可垫枕头，翻身活动，或取半坐卧位。术后 24 小时可下床活动，活动时应循序渐进，适当的活动有助于改善血液循环，预防血栓形成，但应避免剧烈运动或重体力劳动，以免对切口造成不必要的压力或损伤。

3）清洁卫生：大小便后及时进行护理，保持皮肤清洁。

3. 疼痛管理：采用标准化的疼痛评估量表，对患者的疼痛程度进行评估，以便制订有针对性的治疗方案。遵医嘱使用适当镇痛药，指导患者合理使用镇痛泵；同时指导患者采用放松训练，通过呼吸调节、肌肉放松等方法，帮助患者放松身心。鼓励患者通过听音乐、看书、聊天等方式转移注意力，减轻疼痛感。

4. 用药护理：遵医嘱使用药物，如抗生素、低分子量肝素等，并观察药物效果及不良反应；提供运动疗法及气压治疗，预防深静脉血栓形成；采用腹部超声治疗帮助胃肠功能恢复。

5. 切口护理：

1）密切观察切口敷料情况，保持清洁干燥。如切口有渗血渗液、切口裂开、剧烈疼痛及肿胀等，应及时采取措施处理。

2）术后 1 天适当抬高床头，有利于放松腹部肌肉，促进腹腔引流，减轻切口张力，缓解切口疼痛等不适。

3）避免过度用力：咳嗽、打喷嚏时，避免用力过猛导致切口裂开，可在腹部两侧轻压，减少切口张力。

4）腹部切口捆腹带，但不宜过紧，以患者可承受的松紧程度为宜。

5）换药时严格遵守无菌操作，保持创面干燥，有助于促进切口愈合。

6. 管道护理：

1）妥善固定：确保引流管通畅，注意患者翻身、如厕时不要压迫、折叠或牵拉管道。

2）定期检查：每天检查引流管道是否通畅，避免弯曲、压迫或堵塞。定期更换引流袋或引流瓶，并严格遵守无菌操作原则。

3）观察记录：观察引流液的颜色、性质和量，并记录引流情况。如有异常，如颜色呈鲜红色、浑浊等，及时向医生汇报并处理。

4）保持清洁：保持引流口周围皮肤清洁干燥，定期使用无菌棉签或纱布蘸取消毒液，轻轻擦拭引流口周围皮肤。

5）避免逆流：定期检查引流袋或引流瓶位置，确保其低于引流口，防止逆流感染。

6）及时拔管：根据医嘱，确定引流管的留置时间，避免过早或过晚拔管。拔管前应对引流管周围皮肤进行消毒，拔管后应密切观察切口情况，并做好宣教。

7. 患者安全：对术后患者进行血栓、跌倒、压疮等风险评估，对评估结果为高风险者张贴相应风险标识，同时给予相关健康教育知识，避免意外伤害；根据心理测评结果进行相应干预，进行生活自理能力评估，提供相应帮助；若有异常情况，及时进行相应处理。

8. 心理护理。

1）心理评估：对患者心理状况进行实时评估，对情绪异常者行多学科心理干预及预防性心理干预。

2）相关知识讲解：向患者及其家属讲解疾病相关知识，耐心解答其提出的问题，使其感受到亲切和温暖。同时，让家属、朋友尽量多陪伴患者，为患者提供社会支持。

9. 人文关怀：基于家庭支持系统对患者提供全方位照护，如会阴擦洗、更换会阴垫等操作，保护隐私，加强语言及肢体活动沟通交流，鼓励患者表达自身的感受，以同理心对待患者。

第二节 典型病例

一、病例 1：输卵管腺癌合并腘静脉血栓

患者，女性，46 岁。入院生命体征平稳，身高 158cm，体重 70kg。

（一）病情概述

1. 主诉：发现盆腔占位 10 天。

2. 现病史：患者近 1 年月经不规律，经量少，无痛经。10 天前外院彩超发现左侧附件囊性占位，大小约 6.6cm×4.0cm×4.3cm，边界可见，形态规则，内以实性为主；右侧附件可见大小约 3.3cm×2.0cm 无回声包块，壁厚，内见带状回声；子宫后方见范围约 7.2cm×2.9cm 的不规则无回声区。MRI 检查示左侧子宫附件见大小 4.1cm×4.8cm×6.9cm 团块影，右侧附件可见结节状低 T_1 信号、高 T_2 信号影，最大直径为1.5cm；子宫左侧附件占位考虑肿瘤恶变，倾向恶性。泌尿彩超、肝胆胰脾彩超、心脏彩超及胸部 CT 未提示明显异常。患者为求进一步诊治于我院门诊就诊，我院彩超提示子宫后位，宫体大小 3.5cm×4.4cm×3.6cm，内膜居中，厚 0.15cm（单层），肌壁回声均匀，未探及明显异常血流信号。左侧附件区查见 6.9cm×4.1cm×4.6cm 囊实混合回声，边界较清，形态欠规则，周边及其内探及血流信号，RI＝0.60，该团块紧邻左侧卵巢，与卵巢分界不清。右侧附件区未见确切占位。今为手术治疗入院。

3. 既往史：既往身体状况良好，否认病毒性肝炎、结核或其他传染病史，预防接种史不详，无过敏史，无外伤史。6 年前在外院行腹腔镜下阑尾切除术，2 年前外院行

声带息肉切除术。无输血史，无其他特殊病史。

4. 月经史：初潮年龄 13 岁，月经周期 22～25 天，经期 7 天，无痛经，经量正常，白带无异常。

5. 婚育史：20 岁结婚，配偶体健，无离异、再婚、丧偶史。初次性生活年龄不详，无婚外性伴侣，否认近亲婚配。顺产次数 3，流产次数 0，剖宫产次数 0，宫外孕次数 0，否认葡萄胎，无计划生育措施。

6. 家族史：父亲健在，母亲健在，兄弟姐妹体健，无家族史及遗传病史。

7. 专科查体情况：第二性征女性，已婚已产式。外阴发育正常。阴道通畅，无畸形，黏膜色泽正常，分泌物多，白色稀糊样，无异味。宫颈不肥大，光滑，无触血，宫颈管内无出血。宫体前位，形态大小正常，质中，表面光滑，无压痛。左侧附件扪及囊性包块，大小 4～5cm，直肠陷凹未扪及结节病灶。右侧附件未扪及异常。

8. 初步诊断：盆腔占位（左侧卵巢囊肿？卵巢癌？）、腹部手术史。

9. 术式：全麻下经腹子宫全切术、经腹双侧输卵管卵巢切除术、经腹肠粘连松解术、经腹双侧输尿管粘连松解术、经腹盆腔淋巴结清扫术、经腹腹主动脉旁淋巴结清扫术、经腹恶性肿瘤细胞减灭术。

10. 术中情况：手术困难但顺利，麻醉满意。术中患者生命体征平稳。手术失血 500mL。术中未输血，输液 2500mL。尿量 700mL，尿色淡黄、清亮，无血凝块。切除标本均送病理学检查。未发生手术并发症。

11. 术后诊断：左侧输卵管腺癌ⅢB 期（$T_{3b}N_xM_x$）、肠粘连、双侧输尿管粘连、腹部手术史。

12. 术后情况：术毕患者安全返回病房，生命体征平稳，尿色淡黄、清亮，腹腔引流液呈淡血性。予暂禁食，补液治疗，抗生素预防感染，腹部超声治疗助胃肠功能恢复，血栓评分 5 分，予低分子量肝素皮下注射，下肢气压理疗防血栓等对症支持治疗，严密观察患者生命体征、切口、阴道流血情况、尿量等病情变化。术后第 6 天患者复查四肢血管彩超示右侧腘静脉管径增粗，宫腔内查见弱回声充填，内血流信号充盈缺损；双侧股总静脉、股浅静脉、胫后静脉、小腿肌间静脉、大隐静脉、左侧腘静脉管径未见明显异常，管腔内未见明显异常回声充填，内血流信号充盈。双侧锁骨下静脉、腋静脉、肱静脉、头静脉、贵要静脉管径未见明显异常，管腔内未见异常回声充填，内血流信号充盈。右侧腘静脉血栓。给予利伐沙班每天 1 次，每次 20mg，用药期间每周复查肝功、凝血功能。

13. 出院诊断：左侧输卵管腺癌ⅢA1 期（$T_{3a}N_xM_x$）、右侧腘静脉血栓、肠粘连、双侧输尿管粘连。

(二) 术后护理

1. 一般护理措施。参见输卵管癌的护理措施。

2. 深静脉血栓的护理。

1）有效制动：对于下肢静脉血栓的患者，在溶栓治疗后，下肢静脉血栓更易松动脱落，因此患者需要绝对卧床休息 2 周，并保持患肢制动。

2）抬高患肢：将患者的患肢抬高至心脏水平以上约 25cm。在膝下垫软垫，并保持膝关节微曲约 15°，避免过度屈髋，以确保静脉处于松弛且不受压的状态。这种体位有助于促进静脉回流，降低静脉压，减轻疼痛和水肿。除了抬高患肢，还需注意保护患肢，避免碰撞，避免穿戴过紧的腰带和紧身衣物，以免影响静脉回流，并保持床单元的清洁干燥。若下肢肿胀疼痛剧烈，应遵医嘱使用 10% 硫酸镁进行冷敷，并向医生汇报情况，做好鉴别诊断。

3）注意保暖，保持皮肤清洁：密切观察患肢的疼痛部位、程度、动脉搏动、皮肤温度、色泽以及患者的自觉症状。如果患肢颜色加深、趾端冰凉，表明静脉回流受阻，病情可能加重；如果患肢皮温升高，则提示可能存在感染；如果患肢疼痛剧烈且皮肤呈苍白色，可能提示动脉内有血栓形成。此时需立即向医生汇报并采取相应措施。

4）测量患肢不同平面的周径：每天在固定位置测量患肢的周径，并做好标记。后续测量应从首次标记处开始，以减少误差。记录每天的测量结果，以便了解患肢的变化情况。如果两腿围之差超过 1cm 或患肢较前增粗，应进行双下肢超声检查，以便及时发现新的血栓。

5）控制患肢动作：在急性期深静脉血栓栓塞的患者中，严禁对患肢进行热敷、针灸、按摩，以防止栓子突然脱落导致肺栓塞。在更换患肢体位时，应用双手托住患肢，避免用力握持，翻身时动作应轻柔且缓慢，避免过快过猛地翻转患肢，以防血栓脱落。

6）穿戴弹力袜：遵医嘱指导患者穿戴弹力袜，选择与疾病严重程度相符的弹力袜，尽可能选择能够缓解下肢肿胀等症状的最低压力。结合患者的喜好、生活习惯、需穿着时长、专业指导意见、腿部周长和腿型等因素，选择合适的弹力袜进行穿戴。

7）心理护理：许多患者对血栓缺乏了解，容易产生焦虑、恐惧等心理反应，需要有针对性地向患者讲解，提高他们对疾病的认识，详细说明如何有效预防深静脉血栓，以及发生血栓后应如何应对，给予正面指导。对患者进行相应的心理护理，消除其紧张情绪，使其正确对待疾病，树立战胜疾病的信心和良好的心理状态，积极配合治疗与护理。

3. 健康教育。

1）休息 3 个月，禁止盆浴、性生活、重体力劳动 3 个月。

2）术后 1 个月内以软食为主，加强营养摄入，避免增加腹压的动作，保持大便通畅。

3）保持切口敷料干燥，1 周后到妇科门诊或当地医院拆除缝线。

4）如出现发热（>37.5℃）、切口异常、阴道大量出血或脓性分泌物、腹痛、扪及腹部包块等不适，请及时就医。腹部轻微疼痛及阴道少许血性分泌物属于正常现象。

5）及时到妇科肿瘤放化疗科就诊，补充化疗。

6）术后 1 年内，每月门诊复查 1 次；术后 2 年内，每 3 个月门诊复查 1 次；术后 3 年内，每 6 个月门诊复查 1 次；术后 3 年以上，每年门诊复查 1 次。复查时请携带出院记录及病理报告。

7）用药指导：利伐沙班，每天 1 次，每次口服 20mg。用药期间每周复查肝功能和凝血指标。若出现鼻出血、牙龈出血、皮肤瘀斑等自发出血倾向，应暂停使用药物，并在 2 周后复查双侧下肢血管彩超，前往血管外科门诊就诊复查。

二、病例 2：输卵管腺癌合并冠心病

患者，女性，51 岁。入院生命体征平稳，身高 160cm，体重 61kg。

（一）病情概述

1. 主诉：阴道不规则出血 4 个月，发现盆腔肿物 8 天。

2. 现病史：患者平素月经规律。4 个月前患者无明显诱因出现月经规律改变，表现为经期延长至 15～20 天，量时多时少，患者未重视。8 天前患者自觉阴道流血未缓解，外院行盆腔 MRI 示左侧输卵管扩张积液伴少许出血可能；左侧扩张输尿管内异常信号伴输卵管扩张积液；子宫前壁稍增厚，子宫肌瘤可能；宫颈小囊肿。腹部 CT 示右侧输尿管扩张积液伴少许出血可能。左侧扩张输卵管内新生物伴输卵管扩张积液，考虑肿瘤性病变可能性大。6 天前患者为求进一步诊治就诊于我院妇科门诊，行阴道彩超示内膜厚 0.25cm（单层），宫腔分离 0.5cm，前壁肌壁增厚，回声增强，内探及星点状血流信号，前壁肌壁间查见直径 1.3cm 的弱回声，边界清楚，周边探及血流信号。左侧附件区查见大小 8.8cm×5.1cm×4.6cm 的分隔状囊性占位，囊液欠清亮，囊壁及隔上探及血流信号，内见大小 3.8cm×2.1cm×2.8cm 的稍强回声，边界较清，内探及血流信号，RI＝0.35。右侧附件区查见大小 7.4cm×3.6cm×3.7cm 的囊性占位，囊液欠清亮，囊壁探及血流信号。现患者为手术治疗入院。

3. 既往史：既往身体状况良好，否认病毒性肝炎、结核或其他传染病史，预防接种史不详，无过敏史，无外伤史。患者自诉患冠心病 1 年余，偶有胸闷及心悸，与活动无明显相关，无胸痛等不适，可自行缓解，无气促，无后背及肢体放射痛，不伴黑蒙及意识丧失，无晕厥，无咳嗽、咳痰、咯血，患者未予以特殊诊治。无输血史，无其他特殊病史。

4. 月经史：初潮年龄 14 岁，月经周期 27～30 天，经期 5～6 天，无痛经，经量正常，白带无异常。

5. 婚育史：适龄结婚，配偶体健，无离异、再婚、丧偶史。初次性生活年龄不详，无婚外性伴侣，否认近亲婚配。顺产次数 1，流产次数 1，剖宫产次数 0，宫外孕次数 0，否认葡萄胎，无计划生育措施。

6. 家族史：父亲健在，母亲已逝，无家族史及遗传病史。

7. 专科查体：第二性征女性，已婚已产式。外阴发育正常。阴道通畅，无畸形，少许褐色分泌物。宫颈肥大，光滑。宫体：前位，约孕 2^+ 月大，质中，表面光滑，无压痛。左侧附件可扪及一直径约 8cm 的肿物，活动度欠佳，无压痛。右侧附件可扪及一直径约 7cm 的肿物，活动度欠佳，无压痛。

8. 初步诊断：双侧附件区囊性占位（输卵管肿瘤？子宫腺肌病？）、子宫肌瘤、异常子宫出血、冠状动脉粥样硬化性心脏病。

9. 术式：全麻下经腹子宫全切术、单孔腹腔镜下左侧输卵管卵巢切除术、经腹右侧输卵管卵巢切除术、经腹肠粘连松解术＋经腹双侧输尿管粘连松解术、经腹盆腔淋巴

结清扫术+经腹腹主动脉旁淋巴结清扫术、经腹阑尾切除术+经腹大网膜切除术、经腹腹膜多点活检术、诊断性刮宫术。

10. 术中情况：手术困难但尚顺利，麻醉满意，术中患者生命体征平稳。充气顺利，总充气量88L。置观察镜顺利，置操作镜顺利。手术失血量400mL，术中未输血，输液2000mL。尿量250mL，尿色淡黄、清亮，无血凝块。切除标本送病理学检查。未发生手术并发症。术毕因病情危重转入ICU，患者神志清楚，能正确应答。转入后予以心电监护、吸氧、补液维持酸碱及电解质稳定及出入量平衡等对症支持治疗，严密观察生命体征、切口、阴道流血情况、尿量等。

11. 术后诊断：输卵管腺癌IC期（$T_{1c}N_xM_0$）、肠粘连、双侧输尿管粘连、子宫腺肌病、子宫肌瘤、异常子宫出血、冠心病。

（二）术后护理

1. 一般护理。参见输卵管癌的护理措施。

2. 冠心病的护理。

1) 病情观察：密切监测患者的生命体征，如体温、脉搏、血压、呼吸等。观察患者是否出现乏力、胸部不适、心悸、气促等前驱症状，学会早期识别，出现病情变化时及时向医生汇报并做相应的对症处理。学会鉴别早期心力衰竭的征象：①轻微活动后即有胸闷、心悸、气短；②休息时心率＞110次/分，呼吸＞20次/分；③夜间常因胸闷而端坐呼吸，或到窗口呼吸新鲜空气；④肺底部出现少量持续性湿啰音，咳嗽后不消失。若患者出现上述征象时应考虑为早期心力衰竭，需及时处理。

2) 一般护理。

（1）环境：为患者提供安静舒适的环境，减少不良刺激，保持室内适宜的温度和湿度。

（2）休息与活动：急性期患者应卧床休息，减少活动量，以降低心肌耗氧量。病情稳定后，根据患者的具体情况逐渐增加活动量，但应避免过度劳累、紧张，以免心脏负担加重、心肌需氧量突然增加，造成心肌缺血。剧烈体力负荷也可诱发斑块破裂，导致急性心肌梗死。

（3）戒烟、少饮酒，保持生活规律，保证充足睡眠。养成定时排便习惯，防止便秘。如遇排便困难，可遵医嘱使用开塞露等药物。注意保暖，预防上呼吸道感染，避免病情恶化。

（4）饮食：饮食应以清淡、易消化、低脂低盐为主，多食富含不饱和脂肪酸的食物（如鱼类）、富含维生素C和膳食纤维的新鲜水果和蔬菜，禁暴饮暴食，不饮浓咖啡和浓茶，可少食多餐，减轻心脏负担。

3) 专科护理：根据冠心病的类型、病变程度、心功能状态及是否有手术矫治史等具体情况，对患者进行风险评估，并根据评估结果采取相应措施。

4) 用药护理：遵医嘱正确指导患者用药。

3. 急性心力衰竭的护理。

1) 体位：患者取半卧位或端坐位，保持双腿下垂，减少静脉血回流。

2）吸氧：立刻采取高流量鼻导管吸氧，根据动脉血气分析结果进行氧流量调整，严重者采用无创呼吸机持续加压通气（CPAP），增加肺泡内压，加强气体交换，对抗组织液向肺泡内渗透。

3）开放静脉通道：遵医嘱用药，注意观察用药时的不良反应。

4）用药护理：遵医嘱准确、及时给予洋地黄制剂、利尿药、抗生素等药物，并观察其疗效及不良反应。使用洋地黄制剂时，需观察患者有无心律失常腹泻等不良反应；使用利尿药时，应准确记录患者24小时出入量，并注意有无水电解质紊乱的表现，发现异常及时向医生汇报并处理。

5）患者安全：对患者进行心功能、冠心病的等级评估，了解其基本情况。进行血栓、跌倒、压力性皮肤损伤等风险评估，对评估结果为高风险者张贴相应风险标识，同时积极给予患者及其家属相关健康知识宣教，避免意外伤害。

6）心理护理：可为患者提供音乐治疗，缓解其紧张焦虑的情绪。激动、紧张、愤怒等激烈的情绪变化可诱发心肌梗死。同时需保持病房安静，为患者提供舒适的环境。鼓励家属陪伴，鼓励患者情绪宣泄，以达到身心愉悦。

4. 急性心肌梗死的护理。

1）绝对卧床休息：保持绝对卧床休息，以减少心肌耗氧量。保持环境相对安静，专人护理，床边备有心电监护仪、除颤仪、吸引装置、呼吸机，均处于备用状态，急救车内备齐各种抢救药品和物品。

2）吸氧：采用鼻导管吸氧，流量4～6L/min，吸氧对休克或心力衰竭的患者能有效改善心肌的缺血缺氧，有助于减轻患者疼痛。

3）严密监测：持续心电监护，密切观察患者心律、心率、血压和心功能的变化，以便观察溶栓前后ST-T的动态演变，为治疗方案提供客观依据。

4）治疗用药：迅速建立两条以上静脉通路，方便多渠道补液及随时应用抢救药物，提高抢救成功率。遵医嘱应用溶栓剂、镇痛药、胃黏膜保护剂等药物，正确配置，确保用药准确，及时观察药物的不良反应，如使用抗凝药物时注意观察是否有出血倾向。

5）饮食护理：急性期给予患者流质或半流质饮食，逐步过渡到普通饮食。饮食应以低盐低脂、易消化为原则。

6）心理护理：及时关注患者情绪变化，提供相应的心理支持，帮助患者缓解焦虑、恐惧等情绪。

5. 健康教育。

1）休息3个月，禁盆浴、性生活、重体力劳动3个月。

2）术后1个月以软食为主，加强营养，避免增加腹压的动作，保持大便通畅。

3）保持切口敷料干燥，术后2周于我院伤口门诊复查切口情况。

4）如有发热（>37.5℃）、切口异常、阴道大量出血或脓性分泌物、腹痛、扪及腹部包块等不适，请及时就诊。腹部轻微疼痛及阴道少许血性分泌物属正常现象。

5）术后1个月门诊复查，遵医嘱定期随诊。

6）术后使用低分子量肝素抗凝28天。用药期间每周复查血常规、凝血功能、肝肾功，若结果异常，或出现牙龈出血、鼻出血等自发出血症状，及时停药，急诊就诊或血管外科就诊。

7）继续监测血压、心内科定期随访。

三、病例 3：输卵管腺癌合并糖尿病

患者，女性，52 岁。入院生命体征正常，身高 153cm，体重 51.5kg。

（一）病情概述

1. 主诉：发现盆腔恶性肿瘤 3^+ 月，4 次化疗后。

2. 现病史：3^+ 月前患者因"绝经后阴道少许流血 4 个月、下腹部胀痛 2 个月"入外院治疗。外院胃镜检查示慢性非萎缩性胃炎伴糜烂、胆汁反流。肠镜检查示结肠息肉。全腹 CT 检查示双侧附件稍大，囊实性改变，左侧为著，约 43mm×33mm×47mm，实性部分可见不均匀强化，考虑肿瘤性病变；盆腹腔积液，腹膜、网膜不均匀增厚呈结节状、饼状改变，与邻近肠管壁分界欠清，考虑腹膜种植转移可能；膈前、腹腔内及腹膜后少许淋巴结显示，部分稍大。肿瘤标志物检查示 CA125 1512U/mL、CA153 82.3U/mL。3^+ 月前我院完善相关检查后行全麻下经脐单孔腹腔镜下盆腹腔多点活检术，术中探查示盆腹腔淡红色腹水共计 2100mL。子宫前后壁及直肠子宫陷凹弥漫性白色脓苔，双侧附件粘连固定于同侧子宫后壁及盆侧壁，输卵管外观尚可，卵巢似有病变。因粘连固定、触血，未分离粘连。大网膜固缩呈饼状，质硬，大小约 15cm×12cm×4cm，表面散在颗粒状结节。盆腹腔内多发散在粟粒样结节，遍布肠管表面、肠系膜根部、肝脾面、膈肌，最大直径约 2cm。阑尾表面未见明显异常。取盆腹膜多点活检组织送检。术后病理学检查示〈盆腔包块〉查见低分化癌，结合组织学形态及免疫组化结果，符合女性生殖系统来源的高级别浆液性腺癌。术后予以紫杉醇＋卡铂方案化疗 4 次。10 天前患者于我院门诊复查 CT 示双侧附件囊实性占位，形态不规则，可见分隔，左侧大小约 5.6cm×4.8cm×4.0cm，右侧约 2.4cm×2.9cm×1.7cm，腹盆腔腹膜广泛增厚，腹盆腔多发结节、条索影及片絮状影，大网膜饼状增厚，考虑肿瘤种植转移；腹盆腔部分肠壁增厚、粘连，浆膜面毛糙，腹主动脉旁、双侧髂血管旁、闭孔区及腹股沟区小淋巴结显示；右侧心膈角小淋巴结显示。今为手术治疗入院。

3. 既往史：否认病毒性肝炎、结核或其他传染病史，预防接种史不详。糖尿病病史 2^+ 年，空腹血糖正常，餐后血糖最高 12~13mmol/L，规律口服二甲双胍，现血糖控制良好。无过敏史，无外伤史。5^+ 年前因胆囊结石于外院行腹腔镜下胆囊切除术；3^+ 月前我院全麻下经脐单孔腹腔镜下盆腹腔多点活检术。无输血史，无其他特殊病史。

4. 月经史：初潮年龄 14 岁，月经周期 21~27 天，经期 7 天，无痛经，经量正常，白带无异常。

5. 婚育史：适龄结婚，配偶体健，无离异、再婚、丧偶史。初次性生活年龄 22 岁，无婚外性伴侣，否认近亲婚配。顺产次数 3，流产次数 1，剖宫产次数 0，宫外孕次数 0，否认葡萄胎，无计划生育措施。

6. 家族史：父亲已逝，母亲健在，兄弟姐妹体健，无家族史及遗传病史。

7. 专科查体情况：第二性征女性，已婚已产式。外阴发育正常。阴道通畅，无畸形，黏膜色泽正常，分泌物多，白色稀糊样，无异味。宫颈不肥大，光滑，无触血，宫颈管内无出血。宫体前位，形态大小正常，质中，表面光滑，无压痛。双侧附件未扪及异常。

8. 辅助检查：病理学检查示〈盆腔包块〉查见低分化癌，结合组织学形态及免疫组化结果，符合女性生殖系统来源的高级别浆液性腺癌。免疫组化示 CK7（＋）、CK20（－）、ER（＋）、PR－、P16（小灶＋）、Pax－8（＋）、CA125（＋）、WT－1（＋）、P53 突变型表达、GATA 3（＋）、SATB2（－）、HER－2（＋）、Ki－67（阳性率约 85％）。

9. 初步诊断：盆腔高级别浆液性腺癌、盆腔高级别浆液性腺癌 4 次化疗后、糖尿病、2 次腹部手术史。

10. 术式：全麻下经腹子宫全切术、经腹双侧输卵管卵巢切除术、经腹大网膜切除术、经腹阑尾切除术、经腹肠粘连松解术、经腹输尿管粘连松解术、经腹肿瘤细胞减灭术、部分结肠切除术、肠吻合术、肠修补术、膀胱修补术。

11. 术中情况：手术困难但顺利，麻醉满意。术中患者生命体征平稳。手术失血 1000mL。术中输悬浮红细胞 3.5U，无输血不良反应。术中输液 4600mL。尿量 960mL，尿色淡黄、清亮，无血凝块。切除标本送病理学检查。未发生手术并发症。术毕因病情危重转入 ICU，患者神志清楚，能正确应答。转入后予以心电监护、吸氧、补液维持酸碱及电解质稳定及出入量平衡，严密观察生命体征、切口、阴道流血情况、尿量、血糖等。

12. 术后诊断：输卵管腺癌ⅡB期（？）、卵巢高级别浆液性腺癌ⅢC期（？）、输尿管粘连、肠粘连、糖尿病、3 次腹部手术史。

（二）术后护理

1. 一般护理。参见输卵管癌护理常规。

2. 糖尿病护理措施。

1）监测血糖：密切观察血糖的变化，有异常血糖值及时向医生汇报进行相应处理。

2）并发症观察。

(1) 糖尿病酮症酸中毒：若患者出现口渴、多饮、多尿、乏力等症状，并迅速出现食欲缺乏、恶心、呕吐，常伴有嗜睡、烦躁等症状，呼吸加深加快，呼出的气体有烂苹果味，应立即向医生汇报并采取对症措施，确保液体和胰岛素的输入。

(2) 低血糖：若患者出现头晕、乏力、饥饿、心悸、出汗、颤抖等症状，应及时监测血糖，并速服糖水或甜食，必要时遵医嘱注射 50％葡萄糖。

(3) 感染：注意观察足部皮肤，有无感觉异常，有无感染与破损。严格控制血糖，遵守饮食治疗计划，按时按量应用降糖药物或注射胰岛素。防止受凉，注意保暖，预防感冒。做好足部的观察与护理，温水洗足，注意水温，避免过烫，袜子与鞋应柔软舒适。

3）饮食管理。

(1) 营养治疗：综合考虑患者饮食习惯、体力活动水平、血糖水平，制订个体化饮食方案，通过个体化的饮食方案实现血糖控制。在限制糖类摄入的同时保证充足的营养供给，将血糖维持在正常水平，减少酮症的发生。

（2）控制能量摄入：协助患者管理体重、控制血糖。根据术前 BMI 决定能量摄入量，每天摄入的糖类应占总能量的 35%~45%，且每天糖类的摄入量应≥130g/d，并将其分为 3 份少量或中量餐，及 2~4 份加餐，睡前适当加餐可避免夜间酮症的发生。

（3）饮食指导：拟请营养师协助制订营养配餐。糖类应多选择血糖生成指数较低的粗粮，如莜麦面、荞麦面、玉米面、燕麦面、薯类等富含多种微量元素及膳食纤维的主食，长期食用可降低血糖、血脂；鱼、肉、蛋、牛奶、豆类食品等富含蛋白质、无机盐和维生素，且含不饱和脂肪酸，能降低血清胆固醇及甘油三酯；增加降糖食物的摄入量，如苦瓜、洋葱、香菇、柚子、南瓜、牡蛎等是糖尿病患者理想的食物；避免食用各种糖果、蜜饯、饮料、果汁、糖制糕点等易引起高血糖的食物；不宜饮酒。增加含铁、钙、维生素等微量元素的食物摄入，适当限制钠盐的摄入。

4）体重管理：术前应使患者控制体重。安全有效的运动有利于改善糖尿病患者对葡萄糖的有效利用，改善葡萄糖代谢异常，降低血糖水平。在护理过程中，应充分体现个体化及安全性，指导患者结合自身身体条件，把握运动的时间和强度，避免在空腹或胰岛素剂量过大的情况下运动，避免剧烈运动。运动方式以有氧运动为宜，如瑜伽、散步、太极拳等，强度以患者自身能够耐受为原则。不宜下床活动的患者，可选择在床上活动，如做上肢运动。运动宜选在进食 30 分钟后进行，每次 30~40 分钟的连续有氧运动，之后休息 30 分钟。对于空腹血糖升高的患者，有氧运动有可能降低血糖水平，延缓对胰岛素的用药需求。合并其他严重并发症者不宜采取运动疗法。

5）术后宣教：通过口头宣教、播放视频、发放宣教资料、微信推送宣教资料、现场讲解等方式，向患者及其家属进行术后常规宣教，包括饮食、体位、活动、卫生等。其中饮食指导：术后暂禁食禁饮，排气后可进少量流质食物，从流食逐渐过渡到半流食，再到固体食物。胃肠道功能恢复后，可以摄入半流质食物，如馄饨、菜泥、水果泥等，排便后可以吃富含高蛋白的食物，如鸡蛋、牛奶、瘦肉等，有助于增强体质。避免吃高糖、高脂肪、高盐的食物，比如糖果、蜜饯、肥肉、泡菜等，以免血糖水平升高，影响身体恢复。

6）用药护理：遵医嘱使用术后药物，如抗生素、低分子量肝素等。根据血糖值遵医嘱使用降糖药物或注射用胰岛素，并观察用药后反应。提供运动疗法及气压治疗，预防血栓发生。腹部超声治疗帮助胃肠功能恢复。知晓各类降糖药物的作用、剂量、用法、不良反应和注意事项，指导患者正确服用及使用。

3. 健康教育。

1）休息 3 个月，禁盆浴、性生活、重体力劳动 3 个月。

2）术后 3 个月内以软食为主，加强营养，避免增加腹压的动作，保持大便通畅。

3）如有发热（>37.5℃）、切口异常、阴道大量出血或脓性分泌物、腹痛、扪及腹部包块等不适，请及时就诊。腹部轻微疼痛及阴道少许血性分泌物属正常现象。

4）出院后 1 个月妇科门诊复查。术后 2 年内，每 3~4 个月门诊复查 1 次；术后 3~5 年，每 6~12 个月门诊复查 1 次。复查时请携带出院记录及病理报告。

5）继续目前降糖治疗，监测血糖，定期内分泌科随访。

参考文献

［1］ 王凡. 卵巢癌腹腔镜手术配合围术期综合优质护理对病人生活质量与满意度的改善作用［J］. 黑龙江中医药，2022，51（3）：269－272.

［2］ 张书信，张燕生. 肛肠外科并发症及其防治［M］. 北京：科学技术文献出版社，2011.

［3］ 万德森. 肠造口的并发症及其处理［J］. 实用肿瘤杂志，2008，15（4）：196.

［4］ 付兰迪. 优质护理干预模式在接受胸腔闭式引流术治疗的肋骨骨折合并血气胸患者中的应用价值［J］. 中国医药指南，2021，19（2）：187－188.

［5］ 郑强，赵宏兴. 早期肠内营养对腹腔镜结直肠癌根治术后患者胃肠功能恢复及肠黏膜屏障功能的影响［J］. 反射疗法与康复医学，2021，2（11）：64－66，70.

［6］ 梁兵，田兆嵩. 白蛋白的临床应用［J］. 中国输血杂志，2008，21（1）：68－70.

［7］ 边原，陈岷，杜姗，等. 第二批国家重点监控药品合理使用规范［J］. 中国药房，2023，34（20）：2433－2453.

［8］ 刘梦君，李玉芝. 腹腔热灌注化疗在卵巢癌中的效果及对 VEGF 亚型及肿瘤标志物的影响观察［J］. 中国医学创新，2022，19（27）：20－24.

［9］ 裴露斯. 兰州市妇科癌症患者创伤后成长现状及影响因素分析［D］. 兰州：兰州大学，2020.

［10］ 卢淮武，徐冬冬，赵喜博.《2024 NCCN 卵巢癌包括输卵管癌及原发性腹膜癌临床实践指南（第1版）》解读［J］. 中国实用妇科与产科杂志，2024，40（2）：187－197.

［11］ Ikushima S，Ono R，Fukuda K，et al. Trousseau′s syndrome：Cancer－associated thrombosis［J］. Jpn J Clin Oncol，2016，46（3）：204－208.

［12］ 杨雯. 一例卵巢癌Ⅲ期合并中期妊娠的手术及化疗的护理体会［J］. 实用临床护理学电子杂志，2020，14（5）：87.

［13］ 李宁，杨建芬，黎介寿. 原发性腹茧症的诊断与治疗［J］. 中华外科杂志，2005，43（9）：561－563.

［14］ 温爱萍. 腹腔热灌注化疗治疗胃癌合并恶性腹腔积液的临床观察［J］. 河北医药，2013，35（18）：95－97.

［15］ 王瑜，王燕婷，林亚华. 血塞通注射液腹腔镜胃癌手术患者凝血功能影响的随机对照研究［J］. 中西医结合学报，2009，7（6）：14－17.

［16］ 熊燕. 护理干预对行胸腔闭式引流的胸腔积液患者负性情绪的影响［J］. 心理月刊，2021，16（7）：141－142.

[17] 陈福将，吴铁峰，吴倩. 幼年皮肌炎并发间质性肺炎一例并文献复习 [J]. 中华全科医师杂志，2014，13 (6)：515−516.

[18] 乔有林，赵宇倩. 宫颈癌的流行病学现状和预防 [J]. 中华妇妇幼临床医学杂志，2015，11 (2)：1−6.

[19] 单伟颖. 妇产科护理学 [M]. 2 版. 北京：人民卫生出版社，2016.

[20] 尤黎明，吴英. 内科护理学 [M]. 5 版. 北京：人民卫生出版社，2015.

[21] 庞秀贤. Ⅰ型子宫内膜癌与代谢综合征的高危因素相关性研究 [D]. 南昌：南昌大学，2021.

[22] 曾艳华. 子宫内膜癌患病的危险因素 Logistic 回归分析 [J]. 中国妇幼保健，2012，35 (27)：5691−5694.

[23] 姜娜. 鲁北地区子宫内膜癌发病因素病例对照研究 [J]. 中华肿瘤防治杂志，2013，20 (19)：1469−1472.

[24] 李楠. 子宫内膜癌高危因素的 Meta 分析 [D]. 长春：吉林大学，2014.

[25] 庞得全，王慧，王佩国，等. 原发阴道、外阴恶性黑色素瘤的临床特征分析 [J]. 中国煤炭工业医学杂志，2008，11 (7)：1017−1018.

[26] 李胜泽，马玲. 原发性女性生殖器恶性黑色素瘤 16 例分析 [J]. 蚌埠医学院学报，2001，26 (4)：319−320.

[27] 李洪君，吴令英，张蓉，等. 原发性女性生殖器恶性黑色素瘤 30 例临床分析 [J]. 临床肿瘤学杂志，2004，9 (4)：381−383.

[28] 林仲秋. 外阴恶性肿瘤诊断和治疗指南（2021 年版）[J]. 中国癌症杂志，2021，31 (6)：533−545.

[29] 高嵘，刘乃富，盛修贵. 卵巢恶性黑色素瘤并腹盆腔广泛转移 1 例报告及文献复习 [J]. 癌症，2010，29 (6)：589−592.

[30] 安菊生，吴令英，李宁，等. 生殖系统原发性恶性黑色素瘤 42 例临床分析 [J]. 中华妇产科杂志，2007，42 (9)：606−609.

[31] 臧荣余，张志毅，唐美琴. 外阴恶性黑色素瘤治疗 15 例报告 [J]. 中华妇产科杂志，2000，35 (8)：491−492.

[32] 李烨，郝春艳，崔宝. 葡萄胎妊娠辅助诊断的研究进展 [J]. 山东医药，2021，61 (16)：97−100.

[33] 王丽娟，李睿歆，林仲秋. 2021 FIGO《妊娠滋养细胞疾病诊治指南》解读 [J]. 中国实用妇科与产科杂志，2022，38 (2)：181−185.

[34] 唐钊元. 自身免疫性胰腺炎与胰腺癌的临床特点对比分析 [D]. 唐山：华北理工大学，2023.

[35] 李晶，吴妙芳，林仲秋.《FIGO 2021 妇癌报告》——卵巢癌、输卵管癌、腹膜癌诊治指南解读 [J]. 中国实用妇科与产科杂志，2022，38 (3)：301−309.

[36] 谢辛，苟文丽. 妇产科学 [M]. 8 版. 北京：人民卫生出版社，2013.

[37] 黄强，王建六. 妊娠与输卵管肿瘤 [J]. 实用妇产杂志，2014，30 (3)：170−171.

［38］卢淮武，徐冬冬，赵喜博，等．《2024 NCCN 卵巢癌包括输卵管癌及原发性腹膜癌临床实践指南（第 1 版）》解读［J］．中国实用妇科与产科杂志，2024，40（2）：187－197．

［39］Sam A，George J，Mathew B．Less common gynecologic malignancies：An integrative review［J］．Semin Oncol Nurs，2019，35（2）：175－181．

［40］Revzin M V，Moshiri M，Katz D S，et al．Imaging evaluation of fallopian tubes and related disease：A primer for radiologists［J］．Radiographics，2020 ，40（5）：1473－1501．

［41］Kim M Y，Rha S E，Oh S N，et al．MR imaging rindings of hydrosalpinx：A comprehensive review［J］．Radio Graphics，2009，29（2）：495－507

［42］Vang R，Shih I M．Serous tubal intra－epithelial carcinoma：What do we really know at this point？［J］．Histopathology，2022，81（5）：542－555．

［43］Katabathina V S，Amanullah F S，Menias C O，et al．Extrauterine pelvic serous carcinomas：Current update on pathology and cross－sectional imaging findings［J］．Radiographics，2016，36（3）：918－932．

［44］Siegel R L，Miller K D，Jemal A．Cancer statistics，2019［J］．CA Cancer J Clin，2019，69（1）：7－34．

［45］McCluggage W G．Pathologic staging of endometrial carcinomas：Selected areas of difficulty［J］．Adv Anat Pathol，2018，25（2）：71－84．

［46］Lortet -Tieulent J，Ferlay J，Bray F，et al．International patterns and trends in endometrial cancer incidence，1978－2013［J］．J Natl Cancer Inst，2018，110（4）：354－361．

［47］Lindemann K，Vatten L J，Ellstrm－Engh M，et al．Bodymass，diabetesand smoking and endometrial cancer risk a follow up study［J］．Br J Cancer，2008，98（9）：1582－1585．

［48］Onstad M A，Schmandt R E，Lu K H．Addressing the role of obesity in endometrial cancer risk，prevention，and treatment［J］．J Clin Oncol，2016，34（35）：4225－4230．